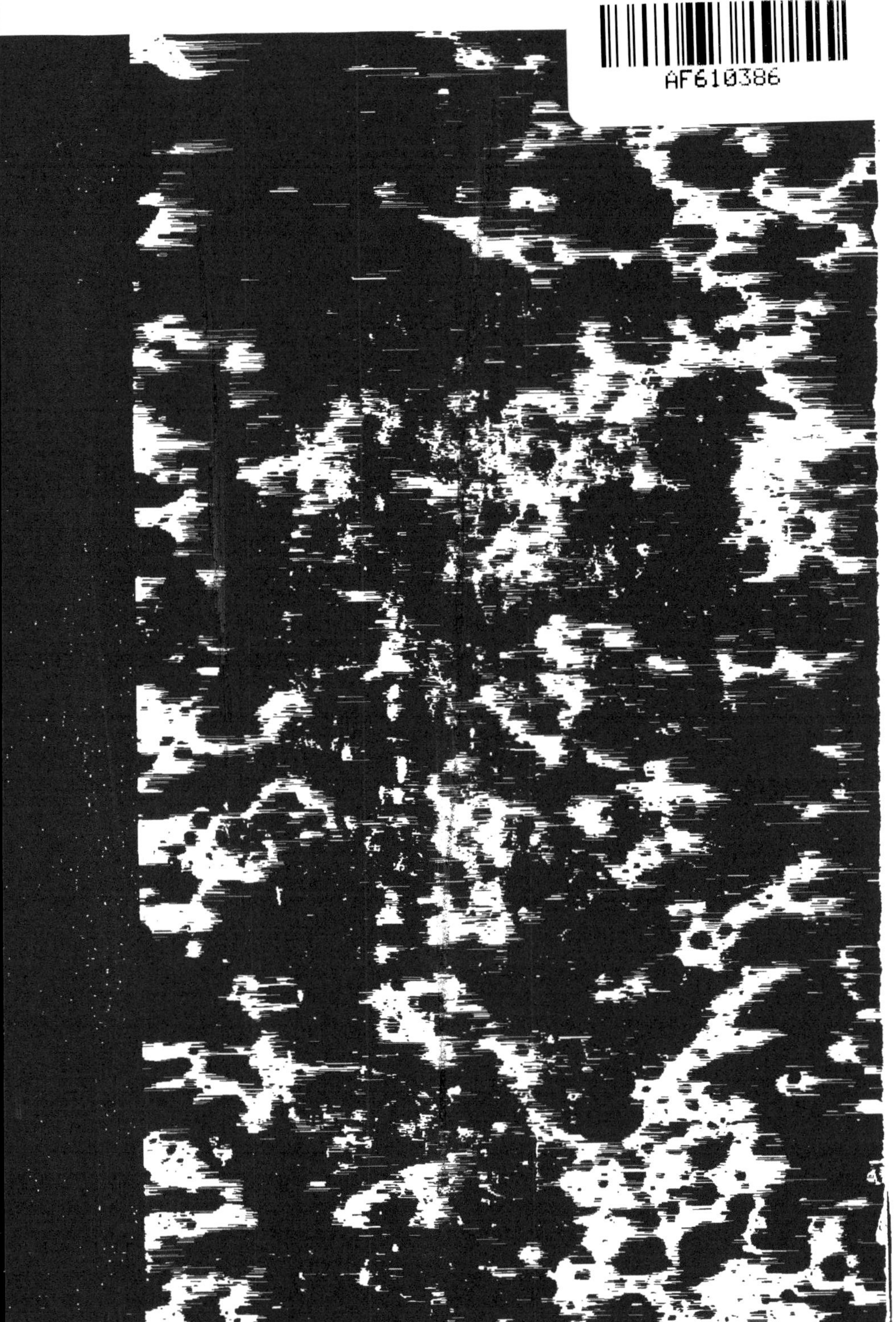

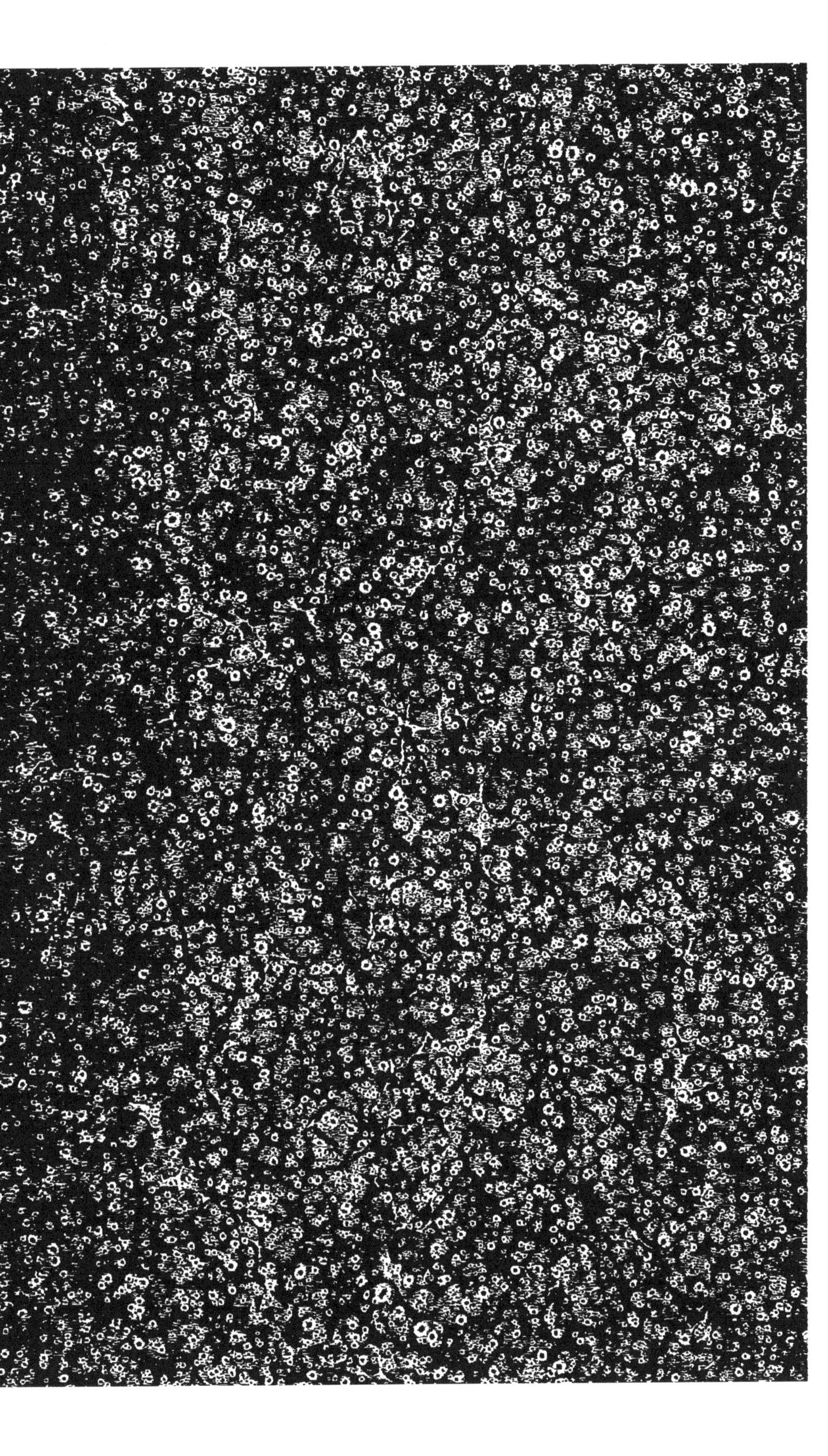

HYGIÈNE PRATIQUE

DES PAYS CHAUDS.

CRETÉ, imprimeur à CORBEIL.

HYGIÈNE PRATIQUE

DES

PAYS CHAUDS

OU

RECHERCHES

SUR LES CAUSES ET LE TRAITEMENT DES MALADIES DE CES CONTRÉES.

PAR

EUGÈNE CELLE,

DOCTEUR EN MÉDECINE DES FACULTÉS DE PARIS ET DE MEXICO,
Ex-chirurgien de l'hôpital militaire de Mazatlan.

PARIS,

CHEZ VICTOR MASSON, LIBRAIRE,

PLACE DE L'ÉCOLE DE MÉDECINE, 1.

Même maison, chez L. Michelsen, à Leipzig.

1848

A mon Ami

AMBROISE TARDIEU

PROFESSEUR AGRÉGÉ DE LA FACULTÉ DE MÉDECINE DE PARIS,
MÉDECIN DES HOPITAUX, ETC.

EUGÈNE CELLE.

Les auteurs qui ont traité des maladies des pays chauds ont insisté avec raison sur les causes principales de ces maladies qui sont la chaleur, les variations de la température, les miasmes produits par les décompositions animales et végétales, l'action de certains vents, etc., le tout agissant sur l'organisme.

Ils se sont bornés à signaler comme remèdes à ces causes de maladies les grands travaux propres à modifier la nature du sol des contrées où elles sévissent; ou bien, dans le cas où ces travaux seraient impraticables, ils ont proposé l'abandon des localités habitées, la translation dans un lieu plus sain, ou le retour dans des contrées tempérées.

Mais, à ces causes principales de maladies s'ajoutent une foule de causes secondaires dont il n'a été parlé que d'une manière très-générale sous le nom d'écarts de régime, et qui, bien appréciées, peuvent être combattues d'une manière efficace et dans ce cas donner lieu à l'institution d'un régime propre à neutraliser en partie, sinon en totalité, l'influence des causes principales.

Ces causes secondaires sont très-importantes à connaître si l'on considère que chacun peut les combattre, tandis qu'il n'appartient qu'à un gouvernement d'exécuter les grandes mesures qui ont pour but ou de changer la nature d'une contrée ou de la fuir.

Le but d'un travail sur l'hygiène des climats chauds doit donc être de signaler premièrement les causes générales des maladies propres à ces contrées, causes essentiellement modificatrices de l'organisme et déterminantes, mais inévitables; de dire en quoi consiste cette modification de l'organisme, comment cet organisme ainsi modifié devient sensible à l'action de causes qui partout ailleurs seraient insignifiantes, et enfin d'étudier ces causes elles-mêmes, secondaires, mais très-importantes à connaître parce qu'elles sont les seules qui peuvent être évitées. De l'appréciation exacte de ces causes résultera la connaissance des moyens propres à les éluder, et de là, à la constitution du régime convenable aux pays chauds, la déduction est facile.

Dans l'étude de l'étiologie des maladies des régions intertropicales, on a négligé de faire une distinction très-importante. On ne s'est occupé en effet que de l'influence des climats chauds, sans remarquer qu'il y a un climat chaud et humide, et un climat chaud et sec. De là une grande différence dans les affections, de là cette confusion de préceptes que l'on trouve dans les auteurs : l'un, s'appuyant sur des faits, recommande la méthode antiphlogistique ou au moins rafraîchissante ; l'autre, s'étayant également d'un certain nombre de faits, préconise les toniques. Il est évident que tous ont tort ou raison, selon le lieu dont ils parlent.

Nous traiterons donc :

1° De l'influence générale sur l'organisme des climats intertropicaux, que nous étudierons sous deux qualités : l'une, de chaud et humide ; l'autre, de chaud et sec.

2° De la modification de l'organisme.

3° De la susceptibilité qu'acquiert l'organisme ainsi modifié, et mis en contact avec les causes secondaires.

4° Des causes secondaires.

5° Du régime propre à les écarter et par conséquent à neutraliser autant que possible l'action délétère des causes générales ou du climat.

PREMIÈRE PARTIE.

DES CLIMATS CHAUDS, HUMIDES ET SECS.

CHAPITRE Ier. — LES EAUX.

§ Ier. — Eaux vives.

Dans les pays chauds, qu'ils arrosent, les fleuves sont parfois des causes de maladies en même temps que de salubrité.

Si leur cours est rapide, si leurs bords sont assez élevés pour les contenir dans leurs crues, leurs ondes, réceptacles des impuretés, qui y affluent de toutes parts, emportent avec elles toutes les immondices végétales et animales qu'elles dissolvent en partie, dont elles préviennent la décomposition par le mouvement qu'elles leur impriment, ou dont elles évacuent les produits à mesure qu'ils se forment.

Leur agitation continuelle, en se communiquant à l'air ambiant, a pour effet de produire des secousses bien propres à renouveler les gaz et les vapeurs qui le corrompent. A les envisager sous ce point de vue, on peut dire que les fleuves rapides, bien encaissés, en concourant à maintenir la salubrité de l'air, exercent une action bienfaisante sur les contrées qu'ils parcourent.

Il n'en est pas de même des eaux de certains fleuves considérées comme boisson : après des orages violents et des pluies abondantes, les eaux deviennent limoneuses, et contiennent alors une grande quantité de détritus organiques : c'est là une des causes de la dyssenterie. Au dire de Linnée, lorsque les eaux contiennent en suspension de l'argile, elles produisent des fièvres intermittentes : ajoutons que certains fleuves roulent sur un lit composé de substances minérales solubles, souvent très-nuisibles à la santé. Ainsi une petite rivière qui coule dans la province de Michoacan, au Mexique, et va se jeter dans l'Océan Pacifique, près du port du Manzanillo, contient en dissolution une grande quantité de sesquicarbonate de soude. Les riverains sont presque tous affectés d'engorgements de la rate, quelquefois de tumeurs du foie, et périssent, le plus souvent, victimes de l'hydropisie ascite.

Quelques-uns des petits fleuves, qui descendent de la Cordillière de Durango et vont se jeter dans l'Océan Pacifique à Mazatlan, Chametla, Escuinapa, contiennent aussi en dissolution une grande quantité de sels de diverses natures, qu'ils recueillent dans leurs courses à travers ces montagnes si riches en produits minéralogiques, où l'or et l'argent se trouvent combinés avec l'arsenic, le bismuth, le plomb, le zinc, l'étain, etc. Jusqu'à une certaine distance de leur source, ces eaux sont très-malsaines, et produisent des diarrhées souvent rebelles; et ce n'est que plus loin, lorsqu'elles arrivent dans les basses terres, que les petits, mais nombreux affluents qu'elles reçoivent, étendent ces dissolutions minérales à un degré de dilution qui les empêche d'être nuisibles.

Sous le rapport de la composition de leurs eaux, les fleuves, quoique rapides et à bords élevés, sont donc quelquefois des agents actifs de maladie.

Mais, lorsqu'un fleuve n'est pas contenu dans son lit par des rives élevées, ses eaux, grossies par les pluies abondantes des tropiques, s'épanchent et inondent tout le pays environnant : le Missisipi, le

Nil, le Sénégal, le Gange, l'Orénoque, une foule d'autres grands fleuves ou de petites rivières, couvrent, chaque année, de leurs eaux, les contrées qu'ils parcourent. C'est ordinairement depuis la fin de mai jusqu'à la fin d'octobre que, dans l'hémisphère boréal, ces inondations périodiques ont lieu : les eaux chargées de limons, de détritus végétaux et animaux, les déposent sur le sol. A la fin d'octobre, les pluies cessent, les fleuves reprennent leur volume habituel, et les eaux qu'ils ont répandues restent stagnantes, exposées aux rayons du soleil. C'est sous ce point de vue que l'on peut dire que les fleuves des pays chauds sont des agents d'insalubrité (1).

§ II. — Eaux mortes.

Les sources d'infection dont tout le monde a reconnu l'influence, sont les dépôts d'eau stagnante, sans profondeur, de telle sorte que l'air, l'élec-

(1) A la fin de la saison sèche, la plupart des fleuves ou rivières. ne recevant pas d'eau du ciel, ou de leurs affluents, diminuent de volume et laissent à découvert une partie de leur lit : ces terres humides sont le siége de beaucoup d'émanations fétides, et les habitants des rives sont souvent affectés de fièvres intermittentes bien avant que la saison des pluies n'ait commencé.

tricité, la chaleur, la terre et l'eau, peuvent réagir et donner naissance à une innombrable quantité de matières organiques : les eaux salées stagnantes sont beaucoup plus pernicieuses que les eaux douces ; le mélange des eaux douces et des eaux salées préside au développement de miasmes très-dangereux.

La plupart des auteurs se sont plu à signaler le commencement de l'évaporation des eaux stagnantes, exposées aux rayons du soleil, comme le signal des maladies dans les pays chauds : il est vrai qu'alors la décomposition des substances végétales que le retrait des eaux a laissées périr empoisonne l'air de miasmes ; mais l'observation démontre que les maladies de ces saisons commencent bien avant la cessation des pluies, bien qu'elles augmentent à l'époque de l'évaporation des eaux. Plusieurs causes se réunissent pour produire ces effets : une d'elles est l'immense quantité d'insectes ailés qui naissent dans les eaux. Dans certaines régions marécageuses du Mexique, la quantité de ces insectes est telle, lorsque l'air est calme, qu'on est obligé de hâter le pas de sa monture pour s'en débarrasser au plus vite ; et, dans les lieux où le refroidissement du matin est assez considérable pour les tuer, les

Indiens vont avec des corbeilles les ramasser pour les vendre dans les villes où les dames les achètent pour en nourrir leurs oiseaux : ils en rempliraient des tombereaux en une heure. On peut juger par là de la redoutable influence que doit avoir sur l'économie la décomposition d'une aussi grande quantité de substances animales. C'est alors qu'apparaissent certaines dyssenteries, les fièvres intermittentes viennent plus tard.

On voit donc que les eaux stagnantes, par la décomposition des substances organiques qu'elles contiennent ou auxquelles elles ont donné naissance, sont des foyers redoutables d'infection. Il est presque banal de s'appesantir sur ce fait ; cependant il m'a paru convenable d'y insister afin de faire ressortir une autre cause de maladies paludiennes (fièvres intermittentes, dyssenteries), qui ne dépend que de la stagnation de l'eau, sans production sensible de produits organiques. Je veux parler des nappes d'eau souterraines.

Soit qu'elles prennent naissance de sources cachées, soit qu'elles doivent leur origine à la filtration des eaux pluviales, ces nappes reposent presque toujours sur des terrains argileux ou marneux, imperméables, de telle sorte qu'elles n'ont pas d'autres agents de déperdition que l'action prolongée du soleil sur la superficie. Sans faire mention de la Sologne, certaines parties de l'Algérie, du littoral de l'État de Tripoli, du Darfour, sont exposées à l'action occulte de ces dépôts (1). L'observateur est surpris de rencontrer des fièvres intermittentes là où n'existe en apparence aucune des causes qui ordinairement les produisent, et ce n'est qu'en fouillant la terre qu'il parvient à s'en rendre raison. On comprend facilement que dans ces dépôts on ne trouve pas de détritus organiques en assez grande quantité pour infecter l'air ; ce n'est donc que par l'humidité, dont le sol est saturé, que l'on peut expliquer leur action morbifique.

Pour résumer l'influence des eaux sur l'économie dans les pays chauds, nous dirons :

1° Elles sont nuisibles quelquefois sous le rapport de leur composition : c'est-à-dire, lorsqu'elles con-

(1) A Mazatlan, dans les parties basses de la ville, on trouve en creusant la terre, à la profondeur d'un à deux pieds, une eau saumâtre; aux bords de la mer, l'eau se trouve quelquefois à un demi pied, le plus souvent à trois ou quatre : elle est, là, extrêmement douce et saine.

tiennent de l'argile en suspension, elles causent la fièvre intermittente; contiennent-elles une trop grande quantité de détritus organiques, elles amènent la dyssenterie; sont-ce des sels à base métallique, elles causent la diarrhée; si ce sont des sels à base alcaline, elles produisent des obstructions viscérales.

2° Salutaires, lorsque leur cours est rapide, elles deviennent délétères lorsqu'elles sont stagnantes, par la multiplication infinie des substances animales et végétales auxquelles elles président, par la décomposition de ces substances qui donne lieu à l'exhalation de gaz divers, comme l'acide carbonique, l'hydrogène, ou de miasmes dont la composition est encore un mystère, et enfin par le fait seul de leur stagnation, qui communique au sol au-dessous duquel elles reposent à peu de profondeur une humidité considérable. Les fièvres intermittentes et leurs complications sont produites par cet état des eaux.

Au reste, comme nous aurons occasion de le répéter en traitant des autres agents morbifiques, ce n'est pas toujours dans telle ou telle circonstance isolée qu'il faut placer la cause des maladies tropicales, mais bien dans la simultanéité des influences.

CHAPITRE II. — L'AIR.

De même que les eaux, l'air se meut ou est stagnant. On peut dire qu'il y a des fleuves et des marais aériens : sous le rapport des effets physiologiques, la similitude est complète. Examinons les influences de l'air en mouvement.

§ Ier. — De l'air en mouvement.

En Angleterre, lorsque les vents d'est soufflent avec persévérance et viennent déposer les miasmes et l'humidité qu'ils ont recueillis dans les marais du nord de l'Allemagne et dans la mer du Nord, on observe beaucoup de fièvres intermittentes : vingt-neuf personnes sur trente, au rapport de Lancisi, furent atteintes de fièvres tierces, après avoir été exposées, à l'embouchure du Tibre, à l'action du vent du sud passant sur des marais infects. En Algérie, le vent du sud qui vient du désert, dans le désert même ces terribles rafales qui engloutissent sous les sables des caravanes entières, ont, indépendamment de leur violence, une action délétère sur l'économie.

Au contraire, certains vents ont une influence salutaire : par exemple, les vents de nord-est et d'est qui soufflent au Sénégal, depuis novembre jusqu'en avril, sont tellement secs et ont une capacité de saturation des vapeurs aqueuses à un tel degré, qu'ils font évaporer avec une extrême rapidité les flaques d'eau, les marais et les vases, et suppriment ces causes incessantes de miasmes et de maladies. Il est vrai que ces vents agissent d'une manière nuisible sur l'économie par leur température : ceux de nord-est sont quelquefois très-froids, et les dyssenteries et les hépatites ne tardent pas à attaquer ceux qui s'exposent imprudemment à leur action ; mais cet effet ne tient pas à la composition de l'air, et nous nous en occuperons lorsque nous traiterons de la chaleur.

En général, on peut dire que tous les vents sont alternativement bons ou mauvais, selon les lieux d'où ils émanent : les vents d'ouest, par exemple, et de nord-ouest, au Sénégal, sont le signal de la mauvaise saison ; ils sont saturés d'humidité, et, coïncidant avec le retour du soleil dans notre hémisphère, la chaleur intense et l'humidité réunies relâchent la fibre et la disposent à l'action des agents morbifiques. Ces mêmes vents de nord-ouest sont, au contraire, le signal de la bonne saison sur les côtes occidentales du Mexique et dans le golfe de Californie; car, venant des solitudes arides des deux Californies, ils sont extrêmement secs, et dessèchent promptement les fanges. Leur venue coïncidant avec l'absence du soleil du nord de l'équateur, ils amènent la fraîcheur, et redonnent ainsi à la fibre toute la tonicité qu'elle avait perdue sous l'action des vents chauds et humides de l'ouest et du sud-ouest, qui, au moment des chaleurs, soufflent sur ces côtes.

Ce que nous venons de dire des effets divers des vents est vrai, non-seulement pour les grandes régions dont nous avons parlé, mais encore pour les plus petites localités. Ainsi, un vent général est favorable à une région et est nuisible à une ville, à un village de cette même région; et réciproquement, un vent nuisible à la région est favorable à la localité. En voici un exemple :

Dans la province de Jalisco, au Mexique, se trouve la petite ville de Tépic, située à dix ou douze lieues du port de San-Blas. Le terrain sur lequel elle est assise est en partie composé de pierres ponces, de calcaires et, dans quelques endroits, d'une terre ocreuse, dont on se sert pour la fabrication de très-bonnes briques. Elle est placée à la partie occidentale d'une vallée de deux lieues de largeur de l'est à l'ouest, et de quatre lieues de longueur du nord au sud. Cette vallée est entourée de montagnes assez hautes à l'est, sud-est et sud, pour s'opposer au libre passage des vents; mais à l'ouest il y a une grande échancrure, par laquelle les vents de sud-ouest et ouest viennent s'engouffrer dans la saison des pluies, depuis juin jusqu'à octobre. Au dehors de la ville passe une petite rivière qui, venant du sud-est, se trouve à l'est de la ville, la contourne plus bas, et se trouve successivement au nord, puis au nord-ouest. Dans le coude qu'elle fait au nord, elle déverse le trop-plein de ses eaux grossies par les pluies de l'hivernage, dans une immense lagune de trois ou quatre lieues carrées de surface. Cette lagune est au nord de Tépic; les eaux y ont une profondeur d'un demi-mètre jusqu'à deux mètres ; une végétation très-active y règne, et on y est assailli par des légions de moustiques et de mouches ; des essaims innombrables d'oiseaux aquatiques y trouvent une nourriture abondante. Lorsque les eaux ont diminué, on y laisse paître une grande quantité de bestiaux, qui, en marchant, remuent les vases et en font sortir des émanations fétides. Cette lagune est la boîte de Pandore de la ville de Tépic; aussi, parfois, les fièvres intermittentes, les dyssenteries y font des ravages considérables. Or, voici ce qui arrive. Comme nous l'avons dit, le vent d'ouest et de sud-ouest, qui donne pour toutes ces côtes le signal des maladies, débouche avec impétuosité par l'ouverture que nous avons remarquée à l'ouest du bassin de Tépic, passe d'abord sur la ville, et vient se heurter contre les montagnes du côté de l'est; là il se divise en deux colonnes, l'une d'elles se dirige vers le nord, passe sur la lagune, et en transporte les miasmes loin de la ville. Au contraire, à la fin des pluies, lorsque les vents d'ouest ont cessé, ils sont remplacés d'abord par le vent de nord qui souffle pendant trois ou six semaines en novembre ou décembre, et peu à peu tourne au nord-ouest, où il s'installe et d'où il souffle presque continuellement jusqu'en mai suivant. Or, lorsqu'il souffle du nord, il passe d'abord sur la lagune, et, tout saturé des miasmes qui se sont exhalés, vient sévir sur la ville. C'est alors qu'apparaissent les maladies. Tout le temps que dure ce vent, ces maladies abondent, et elles ne commencent à diminuer que lorsqu'il passe définitivement au nord-ouest et qu'il porte ainsi les miasmes à l'est de la ville ; mais cette fixation du vent au nord-ouest n'a guère lieu qu'à la mi-janvier ; jusque-là, depuis la fin d'octobre ou le commencement de novembre, on est très-exposé.

On voit donc que des vents qui, sur la côte, en général, ont l'un, une action délétère, l'autre une action bienfaisante, possèdent dix lieues plus loin des qualités précisément inverses.

De l'action de l'air en mouvement ou des vents, nous dirons donc :

1° Que partout, d'où qu'il vienne, un vent est nuisible à la santé lorsqu'il est porteur d'émanations putrides qu'il a recueillies dans sa course et qu'il vient déposer dans l'atmosphère des pays qu'il parcourt ; il cause alors les fièvres intermittentes.

2° Qu'il est nuisible encore par sa température et par sa sécheresse ou son humidité, selon qu'il est d'une chaleur excessive comme le vent du désert : alors il produit une action toxique semblable à la suffocation ; qu'il est chaud et humide comme le nord-ouest et ouest du Sénégal, sud-ouest et ouest des côtes occidentales du Mexique : alors il produit une atonie complète; qu'il est froid et sec, comme le nord-est du Sénégal, le nord-nord-ouest du Mexique : en ce cas ou il produit une transpiration insensible trop abondante et dessèche la fibre, où il répercute cette transpiration; dans le premier cas il donne lieu à la dyssenterie et à l'hépatite, comme au Sénégal; et dans le second, à la diarrhée et à des inflammations légères du poumon et de la plèvre, comme au Mexique.

3° Qu'on ne peut connaître *a priori* la salubrité ou l'insalubrité d'un lieu par la considération des vents généraux qui y règnent, ce qui est prouvé par l'exemple que nous avons donné; et qu'il faut étudier avec soin la topographie du pays environnant pour connaître les qualités respectives des vents.

4° Et enfin que la bonne composition de l'air en mouvement est bien plus importante à la santé que ses qualités thermométriques et hygrométriques; car on ne peut pas ne pas respirer un mauvais air, tandis que, moyennant quelques précautions, on peut se soustraire à l'action d'un vent trop froid ou trop sec, etc.....

§ II. — De l'air stagnant.

Dans un temps calme et serein, lorsqu'on observe avec attention l'atmosphère des lieux humides, on remarque qu'elle présente un trouble, une légère opacité qu'elle n'offre pas dans les lieux adjacents bien secs ; vienne un léger souffle de vent, la transparence se rétablit aussitôt.

Ces brumes légères sont dues à l'évaporation de l'eau et des gaz miasmatiques, produits de la décomposition des substances organiques qui pourrissent sur le sol ; ces gaz et ces vapeurs, plus pesants en général que l'air, n'étant sollicités par aucune force à s'épandre au loin, s'accumulent et se condensent au point d'en altérer la diaphanéité. Si, par suite de divers accidents du sol, les vents n'ont point d'accès et ne peuvent dissiper ces vapeurs, en les remplaçant par un air plus pur, cette atmosphère sera d'autant plus mélangée de ces gaz et vapeurs miasmatiques et par conséquent sera plus nuisible à la santé.

Dans les contrées intertropicales, les localités qui sont situées au milieu de grandes forêts ou dans le fond de profonds vallons, sont en général très-malsaines; dans les bois, le vent ne se fait sentir que sur les cimes des arbres élevés, et pendant des rafales assez fortes pour briser de gros arbres par la moitié, on ne sent presque aucun souffle d'air à leur base. On ne peut se faire une idée de l'odeur fétide et vireuse qui s'exhale de toutes parts dans ces grandes forêts humides. A peine le soleil peut-il se faire jour à travers le feuillage épais, et lorsqu'il vient à resplendir dans une de ces rares trouées, la colonne lumineuse est presque opaque, tant les vapeurs et les gaz miasmatiques sont mélangés en de fortes proportions avec l'air; la nuit, les exhalaisons augmentent et s'ajoutent à celles du jour précédent, car le vent ne vient jamais renouveler par un air pur cet air méphitique.

Dans la saison chaude de l'hivernage, ces exhalaisons sont à leur maximum d'intensité : c'est à cette époque que le feuillage des arbres est le plus serré et s'oppose davantage au passage des vents; aussi les populations qui vivent au milieu des bois sont-elles décimées chaque année à cette époque. Dans la province de Sinaloa, au Mexique, toute la partie comprise entre le Rio de San Pedro et la rivière de Mazatlan est alternativement coupée de fleuves, de marais ou de grandes forêts; tous les villages situés au milieu des bois souffrent beaucoup plus des maladies que ceux situés au bord des marais ou des fleuves, dans un pays découvert. En octobre et novembre 1846, le village du présidio de Mazatlan, situé sur le bord du fleuve de ce nom et à la lisière d'une grande forêt, les diverses ranchérias (métairies) établies dans l'intérieur de cette forêt, comme le Sopilote, les Potrerillos, les villes du Rosario, d'Escuinapa, furent visités par une épidémie furieuse de fièvres rémittentes bilieuses, intermittentes pernicieuses ou graves, qui enlevèrent la majeure partie des malades. Presque tous les ans ces épidémies se renouvellent; il faut dire que la cause de ces épidémies se trouve aussi dans des circonstances autres que celle de la stagnation de l'air; ces circonstances seront énumérées lorsqu'il sera temps de le faire; mais je crois devoir insister sur ce fait de l'air stagnant des forêts que je regarde comme une des causes principales des maladies dans les pays chauds.

Il en est de même de l'air des vallons profonds: les vents n'ont d'action que sur la couche supérieure de l'atmosphère de ces vallons, et ne peuvent, par conséquent, renouveler les couches inférieures, où résident toutes les émanations du sol.

Il n'y a que les orages violents accompagnés de fortes pluies qui peuvent remuer, dans toute sa profondeur, cette atmosphère épaisse, et la renouveler; aussi lorsque le sol de ces vallons n'est pas marécageux, la santé de leurs habitants est meilleure dans le temps des pluies et des orages que dans les mois d'avril, mai et mi-juin, époque où les vents dominants de la saison commencent à se calmer, et l'atmosphère à se charger de nuages. En avril 1842, je fus appelé pour donner des soins à un malade qui demeurait dans une mine dont il était propriétaire, distante de dix-huit lieues au sud-est de Tépic; cette mine, nommée Acuitapilco, est située au fond d'un vallon excessivement profond, entouré de tous côtés par des montagnes extrêmement élevées; il me fallut une grande heure et demie de marche sur une pente excessivement rapide pour arriver à l'habitation; au fond de ce vallon serpente un petit ruisseau dont les eaux vont passer dans une gorge très-étroite située à l'une des extrémités; le terrain y est sec, la végétation rare. Lorsque j'arrivai le malade venait de mourir; d'après les renseignements que je pus obtenir, je jugeai qu'il avait été atteint d'une fièvre rémittente bilieuse. Mes conjectures se changèrent bientôt en certitude, lorsque j'appris que dans le petit village habité par trois cents personnes, il y avait quarante-deux ou quarante-six personnes atteintes les unes de fièvres rémittentes, les autres de fièvres intermittentes.

On peut juger par là de l'influence que peut avoir sur l'économie un air vicié par les émanations accumulées pendant six ou huit mois de temps calme, provenant, non pas des effluves marécageux, puisqu'il n'y a pas de marais dans ce vallon, mais simplement des élaborations végétales ou de diverses natures dont la terre est le siége (1).

CHAPITRE III. — LE SOL.

En général, on croit avoir énoncé toutes les mauvaises qualités du sol des pays chauds, lorsqu'on a dit qu'il est trop riche en humus, couvert de bois, au niveau de la mer ou au-dessous, et qu'il est marécageux. On croit avec la même faci-

(1) Lind rapporte qu'à Port Mahon, près de l'île de Rattuan, dans le golfe du Mexique, les navires sont à l'ancre dans une baie environnée de montagnes si hautes que l'air n'y peut avoir aucun accès : cet air stagnant est tellement malsain et putride

lité que les terrains élevés, battus par les vents, bien aérés, par conséquent dans des circonstances inverses de celles des terres basses, loin d'être d'une mauvaise influence sur la santé, sont très-salubres : ces généralités si tranchées ont l'inconvénient d'être fausses en grande partie, car lorsqu'on veut en faire l'application à telle ou telle localité, on trouve que les faits viennent en foule les démentir.

Je reconnais qu'un sol d'alluvion, riche de détritus végétaux, est nuisible par les émanations organiques dont il est le foyer ; qu'étant couvert de bois, l'air n'y peut circuler et sa composition y est altérée par les phénomènes qui accompagnent la vie, la mort et la décomposition des plantes; et qu'étant au niveau de la mer ou au-dessous, le corps supporte toute la pesanteur de l'air, en même temps qu'il respire les émanations délétères qui se sont élevées de la terre, des bois, et des marécages, et qu'il est accablé par la chaleur : lorsque quelques-unes de ces circonstances ou toutes se trouvent réu-

qu'après un court séjour, les équipages sont attaqués soudainement de vomissements violents, céphalalgies, délires; deux ou trois jours de maladie réduisent le corps à un état de désorganisation si avancée que le sang sort par tous les pores... (Lind, *An essay on diseases incidental to Europeens in hot climates*, page 121, 2e édit., 1771.)

nies, on peut dire d'une localité qu'elle est malsaine. L'exemple suivant nous donnera la preuve de cette assertion, en même temps qu'il la contredira.

La ville de Mazatlan, située sur l'Océan Pacifique, par le 23e degré de latitude nord, est enfermée dans une petite presqu'île réunie au continent par une langue de terre très-étroite. Au nord-ouest, à l'ouest, sud-ouest et sud, la mer baigne le rivage; au sud-est et à l'est, elle forme une sorte de lac, appelé estero, qui se prolonge très-avant dans les terres, au nord-est d'abord, puis à l'est, et va former des marécages couverts de palétuviers. Les eaux de ce lac sont peu profondes et ne participent que d'une manière peu sensible aux agitations de la mer.

En entrant à Mazatlan par la route de terre, l'on observe de toutes parts des marécages, les uns d'eau douce, les autres d'eau salée. Aux abords de la ville, on voit des excavations très-nombreuses, peu profondes, qui ont servi à l'extraction de la terre à briques et que les pluies ont converties en mares. Au milieu même de la ville se trouve un cloaque très-étendu, qui reste plein d'eau pendant sept à huit mois de l'année et qui est le réceptacle de toutes les immondices. C'est là que les bouchers tuent, et dépècent le bétail, la terre est abreuvée de sang, couverte d'os frais, de peaux que l'on fait sécher, de charognes que l'on y a jetées et qui y attirent de toutes parts des nuées de vautours noirs qui en font leur nourriture.

Toutes les circonstances les plus défavorables à la santé se trouvent donc réunies dans cette localité : aussi, presque tous les ans, les maladies y sont très-nombreuses. L'épidémie commence, en général, par le centre de la ville, situé sur les bords du cloaque : là le sol est au-dessous du niveau de la mer, et les maisons sont excessivement humides ; puis elle remonte au nord sur un quartier, situé sur une petite éminence, battue des vents, au bord de l'ancien port (Puerto-Viejo), et où se trouve la caserne ; de là elle se répand dans la rue principale qui longe une colline très-élevée qui la sépare à l'ouest de la mer et sur laquelle un grand nombre d'artisans ont bâti leurs demeures. Cette rue va nord et sud. A sa partie inférieure qui aboutit au port actuel, sont situés à l'est le quartier de l'Astillero, bâti sur un terrain que la mer a abandonné, et au sud-ouest le quartier de la Douane et le morne du Creston.

Tous ces quartiers sont attaqués avec violence par

l'épidémie, tandis qu'un seul, situé précisément à l'ouest dans le petit espace compris entre la colline qui sépare la grande rue de la mer et le Creston, et que l'on appelle le quartier de Las Olas Altas (de la mer agitée), ne m'a jamais présenté en plusieurs années de résidence dans cette localité, un seul cas de fièvre rémittente bilieuse ou intermittente : en apparence rien ne peut donner raison de cette salubrité relative, et il importe peu à notre sujet d'en rechercher la cause; il nous suffit de savoir qu'au milieu des plus fortes épidémies, les personnes qui vivent dans cet espace rétréci ne sont jamais atteintes. Nous pourrions multiplier les exemples de lieux ainsi privilégiés; dire que le port de San-Blas a deux quartiers, l'un sain, l'autre malsain, qu'à Tépic les parties ouest et nord de la ville sont plus exposées aux maladies que les parties est et sud. Mais celui que nous avons donné suffit à prouver, que, quoique bas, humide, foyer d'effluves miasmatiques, le sol d'une localité n'est pas nécessairement partout et toujours malsain.

Il est très-exact de dire qu'un sol élevé, découvert, sec, battu de toutes parts par les vents qui renouvellent l'air, est un lieu salubre. Ainsi dans l'île d'Antigoa, la montagne appelée Monks-Hill; à Sumatra, le fort Marlborough, près de Madras, le mont Saint-Thomas, sont cités par Lind comme des lieux de refuge et de convalescence; mais en même temps que l'expérience a démontré cette vérité, elle nous en donne une preuve contraire. Ainsi les maisons qui sont bâties sur la colline qui sépare la grande rue de Mazatlan de la mer, sont, à mi-côte, exposées à tous les vents, moins le vent d'ouest; le sol y est d'une aridité extrême, et la végétation rare; toutes ces circonstances sont favorables. Il arrive, cependant, que les épidémies y sévissent avec violence. Cela dépend de ce que dans la saison des pluies, l'eau qui tombe sur le sommet de la colline, s'infiltre; et, arrivée aux maisons qui sont composées seulement d'un rez-de-chaussée, sans cave, remonte par la capillarité jusqu'au sol qui leur sert de plancher. Ces maisons deviennent donc excessivement humides, quelles que soient, d'ailleurs, les précautions prises pour empêcher les eaux de pénétrer comme une tranchée tout autour des murs, etc.

A trois ou quatre lieues au nord de Tépic se trouve une grande propriété, nommée Hacienda de Puga, à 300 mètres au-dessus du niveau de la mer.

Le sol de cette Hacienda se compose de mamelons rapprochés, que l'on peut comparer avec exactitude à d'immenses vagues élevées les unes à côté des autres. Au sommet de chaque mamelon, ou au moins du plus grand nombre, jaillit de terre une source d'eau vive qui s'élonge en un ruisseau délié qui court le long de la crête du mamelon, et va se jeter dans une petite rivière qui serpente dans les bas-fonds. La fertilité de cette terre est extrême; les eaux y sont de très-bonne qualité, il n'y a point de marécages; la chaleur y est modérée autant par l'élévation du sol que par les vents qui y soufflent constamment. Cette localité est néanmoins très-malsaine. Les fièvres intermittentes sévissent tous les ans sur les habitants, employés, cultivateurs ou manouvriers de l'Hacienda. Il faut rechercher la cause de cette insalubrité dans les circonstances suivantes : les irrigations que l'on emploie pour la canne à sucre, qui sont rendues si faciles par la position des ruisseaux à la partie supérieure des mamelons, rendent le sol très-humide et le font participer du marécage. La végétation y est excessivement vigoureuse. Enfin, il y a une différence de température très-grande entre le haut d'un mamelon battu par le vent, et la partie inférieure qui est protégée par les éminences voisines, de telle sorte que les suppressions de transpiration sont très-fréquentes. Or, dans les pays chauds, un refroidissement amène plutôt une fièvre rémittente ou intermittente, ou une dyssenterie, qu'une pneumonie ou une pleurésie.

La ville de Mexico, située à 2277 mètres au-dessus du niveau de la mer, jouit d'un ciel magnifique, et d'une température toujours douce. Les aliments sont de bonne qualité; les eaux, amenées dans des aqueducs, jusqu'au centre de la ville, sont très-salubres. On y observe cependant beaucoup de dyssenteries, quelques fièvres intermittentes; et très-fréquemment des épidémies de scarlatine, de rougeole, de coqueluche, viennent y sévir avec violence: c'est que la vallée de Mexico n'est pour ainsi dire qu'un marécage d'où s'échappent sans cesse des émanations délétères.

La raréfaction de l'air oblige à un mouvement respiratoire fréquent, la circulation est accélérée, la peau est le siége, au soleil, d'une transpiration insensible très-abondante, favorisée par la capacité de saturation de l'humidité de l'air; à l'ombre, la température baisse sensiblement, de telle sorte qu'il suffit de traverser une rue pour éprouver un refroidissement et une suppression de transpiration : l'élévation du sol y sert donc tout au plus de correctif à l'influence des marais, et est, par d'autres motifs, la cause d'une infinité d'autres affections non moins dangereuses.

M. Thévenot, chirurgien de la marine, rapporte qu'à Gorée la caserne est située sur un morne élevé, nommé le Castel ; le terrain est aride et calciné par le soleil, une brise constante souffle sur le sommet ; les maladies, par suppression de transpiration, y sont très-fréquentes. Aussi la mortalité de la garnison est-elle plus forte à Gorée, depuis l'époque où les soldats couchent au Castel, que lorsqu'ils étaient confinés dans la caserne qui sert actuellement d'hôpital, située dans les parties basses de l'île.

On voit donc que, quoique élevés, secs, et battus des vents, certains lieux sont très-malsains.

Que deviennent devant ces faits les considérations générales relatives à la salubrité ou à l'insalubrité d'un lieu sous les tropiques, tirées de l'élévation du sol, de sa position au niveau ou au-dessous de la mer, de son état de sécheresse ou d'humidité et des vents qui y règnent ? Concluons donc qu'on ne peut, *a priori*, connaître les qualités du sol, qu'après un examen bien approfondi des circonstances propres, non à une région, non pas même à une localité, mais à telle ou telle partie de cette région, ou de cette localité ; c'est-à-dire,qu'un sol n'est pas nécessairement salubre, parce qu'il est élevé, sec et battu des vents, ni nécessairement malsain parce qu'il est bas, humide et marécageux.

CHAPITRE IV. — LA TEMPERATURE.

Les limites extrêmes de la température sous les tropiques, c'est-à-dire la chaleur et le frais, sont très-importantes à étudier. La chaleur donne aux maladies paludéennes de ces contrées le caractère particulier qu'elles y revêtent et qu'on cherche vainement dans les affections semblables des pays tempérés ou froids.

La période de l'année où l'on remarque l'absence de la chaleur, le matin et le soir, et son retour brusque à un degré, relativement assez élevé au milieu de la journée, s'appelle saison de la fraîcheur, et devrait plutôt être dénommée saison des variations de la température. Ce n'est, en effet, que par ces changements si fréquents d'intensité, que la température, à cette époque de l'année, exerce une influence nuisible à la santé.

Pour examiner d'une manière complète l'influence de la température et de ses variations, il faut en considérer les effets sur l'organisme, lorsqu'elles agissent isolément, c'est-à-dire sans le concours de l'humidité et des miasmes. De cette manière, on en saisira mieux l'action réelle, et on ne sera pas exposé à attribuer aux unes ce qui appartient aux autres, et réciproquement. Cette abstraction est d'ailleurs légitime et nécessaire; car, s'il est vrai que sous les tropiques, à certaine époque de l'année, ces causes, l'humidité et les miasmes, se trouvent le plus souvent réunis à une température élevée, à une autre époque, elles n'existent pas, dans certains lieux même, elles n'existent jamais : la température est alors la seule influence, et elle seule doit être considérée comme cause de salubrité ou de maladie.

Après cette étude, nous examinerons les effets de la chaleur et ses degrés divers d'intensité, réunis à l'humidité et aux miasmes. En d'autres termes, nous étudierons la chaleur sèche, la chaleur humide, et leurs variations.

§ Ier. — Chaleur sèche.

Dans les lieux les plus malsains du globe, il est une époque, dans l'année, où l'on n'observe point de maladies. Ce sont les deux ou trois mois qui précèdent la saison des pluies : la sécheresse continue des trois ou quatre mois, qui viennent de s'écouler, a tari les vases, les marécages, d'où s'échappent les miasmes. La végétation est anéantie, l'air est extrêmement sec. Alors la température est très-élevée, et n'offre que des variations presque inappréciables. Au Sénégal, les mois d'avril, mai et juin ; au Bengale, avril et mai ; à Bombay, avril seulement ; à Madras, juin, juillet, août, septembre ; à Vera-Cruz, Tampico, Matamoros, le mois d'avril ; à Mexico, avril et mai ; à Mazatlan, San-Blas et Tépic, mai et juin, sont ceux où l'on observe le moins de maladies.

A cette époque de l'année, la chaleur est excessivement élevée, mais, ce qui est important à noter, toujours égale, à peu de chose près, aux différentes heures du jour et de la nuit.

Par ce fait d'une température élevée et continue, de nulle influence mauvaise sur l'organisme dans des pays si malsains aux autres époques de l'année où l'humidité règne, on est en droit de considérer la chaleur sèche, sinon comme favorable à la santé, au moins comme impuissante à produire des dérangements importants de l'organisme.

On pensera peut-être que son action ne durant que deux ou trois mois n'a pas été assez prolongée pour qu'on puisse en déduire une innocuité aussi absolue. Je répondrai à cela par le fait suivant : au fond du golfe de Californie, se trouve le port de Guaymas, qui appartient à la province de Sonora. Cette localité qui contient 3 ou 4,000 habitants est placée sur un terrain extrêmement sec ; il n'y pleut jamais ou du moins très-rarement, une fois ou deux, par exemple, dans la saison de l'hivernage. La chaleur est excessivement intense, car le thermomètre, depuis avril jusqu'en septembre, ne marque pas moins de 36 à 40 degrés Réaumur à l'ombre. Ceci tient à la disposition des montagnes qui entourent le port. On voit donc là, réunies pendant la majeure partie de l'année, la plus grande chaleur et la plus grande sécheresse ; elles ont donc le temps nécessaire pour modifier l'organisme et porter le dérangement dans ses fonctions. Il n'en est rien cependant : il n'y a pas sur la terre de lieu plus sain ; on n'y observe jamais de ces épidémies, résultat de l'action générale d'une cause sévissant en même temps sur tous les habitants d'une localité, ce qui devrait arriver si la chaleur sèche et continue avait une influence immédiatement défavorable à la santé.

C'est à dessein que je me sers du mot immédiatement, car il ne faudrait pas conclure de ce qui vient d'être dit que la chaleur sèche est sans aucune espèce d'influence sur les fonctions et qu'elle ne contribue pas, même d'une manière éloignée, à la production des maladies qui surviennent dans les saisons suivantes : ces influences sont réelles, et nous allons les étudier.

Les effets de la chaleur sèche sous les tropiques, diffèrent suivant la position des lieux dans lesquels on les observe ; la chaleur sèche que l'on ressent, par exemple, à Guadalaxara, à 650 mètres au-dessus du niveau de la mer, y produit des effets différents de ceux que l'on observe à Mazatlan. Examinons donc ces effets dans les lieux élevés, et dans les lieux bas.

Dans les lieux élevés, la chaleur, combinée avec une certaine raréfaction de l'air et sa sécheresse, donne à celui-ci une capacité hygrométrique énorme; il s'ensuit que la peau est le siége d'une transpiration insensible extrêmement abondante, volatilisée aussitôt que produite. La peau est donc, en apparence, toujours sèche. L'air sec et raréfié qui stimule les poumons y détermine une exhalation très-considérable de vapeurs aqueuses. Cette déperdition abondante d'eau se fait aux dépens du sérum du sang; aussi celui-ci, plus concentré, plus réduit, devient plus stimulant. La respiration est plus accélérée, le pouls est plus précipité, et la calorification est plus développée que dans les autres saisons; il y a une tendance manifeste à l'apparition des affections inflammatoires. Les boissons aqueuses prises en abondance sont alors d'un très-bon effet, tandis que le vin et les toniques ne font qu'augmenter le malaise général.

Dans les lieux situés au bord et au niveau de la mer, la chaleur, au temps de la sécheresse, exerce aussi sur la peau une violente stimulation, et y appelle la sueur avec abondance. Mais l'air, bien que sec comparativement à l'état hygrométrique qu'il présente dans les autres saisons, ne peut jamais l'être au bord de la mer, au même degré que dans l'intérieur des terres; d'ailleurs, le matin et le soir on reçoit généralement la brise du large chargée de particules aqueuses; de plus, l'air n'est pas raréfié comme sur les hauteurs, il n'a donc pas pour l'humidité une affinité assez grande pour enlever rapidement la sueur et dessécher la peau, de sorte que celle-ci, stimulée violemment par la chaleur, exhale une grande quantité de liquide qui y reste déposé en gouttelettes jusqu'au moment où il sera absorbé par l'air. La peau est donc toujours humide : le séjour continuel de la sueur, et, en même temps, cette stimulation si active du tissu cutané déterminent une éruption très-superficielle, composée de vésicules très-petites, laissant suinter par la pression une gouttelette infiniment ténue de liquide. Cette éruption, appelée échauboulures, occupe de préférence le pli des articulations; cependant on l'observe fréquemment dans toutes les parties du corps, dans le dos, au visage, etc. Elle est extrêmement incommode, douloureuse même, quelquefois, par des picotements soudains qui vous font tressaillir comme si on était piqué par une épingle. En somme, la transpiration, bien que plus apparente, n'est pas aussi abondante que dans les pays élevés. La perte des parties aqueuses du sang par l'expiration pulmonaire est de beaucoup moins considérable; le sang, n'étant pas privé d'une aussi grande quantité d'eau, n'est donc plus aussi stimulant, et par conséquent ne donne pas naissance, par sa composition, aux phénomènes que nous signalions tout à l'heure (1).

Jusqu'à présent rien que d'à peu près normal se passe. Le pouls n'est pas accéléré, la respiration se fait comme à l'ordinaire, on constate seulement un commencement d'inappétence. L'estomac ne réclame plus à ses heures les aliments habituels, il y a désir de boissons acides. Plus on boit, plus l'appétit diminue. Évidemment on assiste au début de l'atonie des organes digestifs, atonie produite par l'excès de la stimulation à la périphérie et dont la composition du sang n'est plus le correctif comme dans les pays élevés. Les boissons vineuses et les aliments stimulants sont indiqués.

Par ce qui précède on est amené à conclure que chaleur sèche, même dans les pays ordinairement les plus malsains, n'est jamais sur l'organisme d'une influence propre à faire naître des épidémies; et

(1) Rien n'est plus rare, en effet, sur les côtes que les maladies franchement inflammatoires, l'hépatite exceptée. Celles, en petit nombre, que l'on observe ne réclament pas l'emploi de la saignée et disparaissent le plus souvent sous l'influence des révulsifs.

que ses effets se bornent à produire, dans les pays élevés, l'accélération du pouls et de la respiration, et l'apparition de phénomènes résultant de l'action d'un sang devenu trop stimulant. Dans les pays bas au contraire, l'excitation extrême du tissu cutané qu'elle détermine, en y exaltant la sensibilité, la circulation, l'influx nerveux, au détriment des organes internes, amène dans l'appareil digestif, une légère atonie, que la composition actuelle du sang est impuissante à empêcher.

Passons maintenant à l'étude des variations de la chaleur sèche.

§ II. — Variations de la chaleur sèche.

Dans l'un et l'autre hémisphère, l'époque de l'année où ces variations se font sentir peut être fixée depuis deux mois après, jusqu'à deux mois avant la saison des pluies. Elles sont quelquefois très-considérables. Ainsi, au Sénégal, la température du matin et du soir est quelquefois de 11 à 13 degrés Réaumur, tandis que celle de midi est de 24 et même 35 degrés. A Tépic, le refroidissement de quatre à cinq heures du matin est assez considérable pour produire du givre ; à midi, le thermomètre marque 18 à 20 degrés. A Mazatlan, l'haleine se condense assez le matin pour être visible ; et, si le nord-ouest ne souffle pas avec énergie, la chaleur devient très-forte dans le milieu du jour.

Indépendamment de ces variations de la température pendant le jour, on observe de très-grandes différences du jour à la nuit, très-importantes à constater. Dans les pays élevés, surtout, ces différences sont très-considérables. Le refroidissement de la nuit peut aller jusqu'à zéro, et même au-dessous, tandis que le jour suivant le thermomètre marque, à midi, de 18 à 20 degrés Réaumur.

Quoi qu'il en soit de ces variations de la température, que leurs différences aient lieu de certaines heures de la journée à d'autres, ou bien du jour à la nuit, elles sont suivies, dans tous les pays où on les observe, d'un grand nombre de maladies. En Algérie, l'hépatite, et plus fréquemment la dyssenterie, attaquent les soldats, qui, dans les bivouacs, restent exposés au froid de la nuit, alternant avec la chaleur du jour. Au Sénégal, à Ceylan, à Java, l'hépatite, la dyssenterie, la colique nerveuse ou sèche ; dans les régions élevées du Mexique, à Guadalaxara, Durango, les diarrhées, les pneumonies, les pleurésies, les rhumatismes articulaires et musculaires; dans les régions basses, les dyssenteries, quelques hépatites peu intenses, les diarrhées et les coliques, sont produites par les changements brusques qui surviennent dans la température.

Une influence aussi générale s'explique facilement. Dans les pays tempérés, ce n'est pas le froid qui produit les suppressions de transpiration, mais bien le refroidissement ou le passage du chaud au froid. Or, ce refroidissement, qui est presque toujours le résultat d'un manque de précautions individuelles, produit des affections qui sévissent seulement sur l'individu qui a négligé de se garantir ; en d'autres termes, le froid n'a pas d'action morbifique épidémique sur toute une population ; il agit seulement par le refroidissement auquel s'exposent un certain nombre de personnes. Dans les pays chauds, au contraire, c'est la température qui présente ces changements brusques. Froide le matin et chaude à midi, ou froide la nuit et chaude le jour, elle est donc, par elle-même, une cause directe de refroidissement. Les populations, à moins de se séquestrer complétement, ne peuvent donc s'y soustraire; d'où il résulte que les affections par répercussion de transpiration y sont généralement sous forme épidémique, tandis qu'en Europe elles ne sont spéciales qu'à tel ou tel individu. En Algérie, par exemple, la dyssenterie attaque les trois quarts des soldats d'un régiment qui a passé la nuit en plein air; que ce régiment revienne en France, et bivouaque pendant une nuit d'hiver, il n'en résultera rien autre chose que quelques indispositions individuelles.

Ceci constaté, il reste à faire remarquer la fréquence des affections abdominales sous l'influence des variations de la température sèche. Sans entrer ici dans des explications inopportunes, qui trouveront d'ailleurs leur place dans une autre partie de cet ouvrage, il faut proclamer ce fait que tous les observateurs ont signalé, que dans les régions tempérées, la répercussion de la transpiration amène des affections du thorax; tandis que dans les régions chaudes et basses elle produit des maladies abdominales; dans les régions chaudes et élevées, les maladies occupent indifféremment la poitrine et l'abdomen.

§ III. — Chaleur humide.

En traitant des effets de la chaleur sèche et continue, nous avons vu que, dans les pays au niveau de la mer, son action amène une légère atonie de l'appareil digestif, déterminée par la stimulation extrême du tissu cutané, et que dans les pays élevés le sang devenu trop stimulant, prédispose l'organisme aux phlegmasies. Dans cette dernière circonstance, la chaleur humide a une action bienfaisante. Les premières pluies, en effet, rendent la transpiration insensible, bien moins abondante; la peau est légèrement humide, et le corps ressent une sensation interne de fraîcheur et de bien-être; la respiration se calme et le pouls devient moins accéléré. S'il n'y a pas dans la nature du sol, dans les eaux ou dans les vents, de causes de maladies, la chaleur humide dans les pays élevés ne devient jamais nuisible; car les pluies y tombant bien moins abondamment que dans les basses terres, l'air n'est jamais complétement saturé d'humidité, et conserve toujours une composition mixte très-favorable à l'entretien de la santé.

Dans les basses terres, au contraire, le premier effet de la chaleur humide est d'augmenter l'atonie des organes digestifs, dont nous avons signalé le début. L'air chaud, chargé de plus en plus d'humidité, en stimulant la peau avec la même violence, absorbe de moins en moins la sueur; aussi à cette époque le corps en est-il littéralement baigné (1); le sang n'est pas dépouillé par l'exhalation pulmonaire de ses parties aqueuses, et l'hématose n'est pas complète; l'atonie des organes digestifs augmente, l'appétit se perd, la nutrition est incomplète, et l'organisme s'affaiblit : la chaleur humide sévissant toujours, ses effets augmentent. On comprend qu'arrivé à ce point de débilité, l'organisme ne peut plus réagir contre les miasmes qui s'élèvent alors de toutes parts.

Telle est, en peu de mots, la série de phénomènes que produit la chaleur humide; l'expérience va nous montrer qu'ils apparaissent avec elle, qu'ils augmentent quand elle devient plus humide, et qu'ils diminuent lorsqu'elle diminue elle-même et s'accompagne de la sécheresse. Ainsi, au mois de juin, on n'observe pas encore à Mazatlan de maladies, car l'air est assez sec; cependant les vents humides de sud et de sud-ouest qui soufflent alors, pour la première fois, et de temps en temps, en modifient la nature hygrométrique. Le thermomètre centigrade marque de 36 à

(1) Et cependant la température n'est presque jamais alors aussi élevée que dans le temps de la sécheresse.

38 à l'ombre; 47 et demi à 48 au soleil; on ressent déjà un certain malaise; cet état dure, avec des alternatives de plus ou de moins, jusqu'aux premiers jours de juillet. La température a baissé quelque peu, elle monte à peine à 36 degrés : jusque-là point de maladies. Les premières pluies tombent: les maladies commencent, elles augmentent à mesure que la pluie est plus abondante en août et septembre (28, 30 centigr.), et elles augmentent encore en octobre (28 centigr.), bien que la pluie ait diminué; mais les marais qui sont pleins d'eau, la terre qui en est saturée exhalent une immense quantité de vapeurs aqueuses qui augmentent l'humidité de l'air. En novembre, le nord-ouest souffle déjà depuis quelques jours, la terre se dessèche peu à peu, les marais ne sont plus aussi pleins, l'air n'est plus aussi humide, et la chaleur est moindre : les maladies diminuent. Cette diminution se fait sentir graduellement en décembre. Bientôt elles disparaissent complétement : l'air n'est plus humide, la chaleur a diminué, et l'organisme se retrempe sous l'action tonique du nord-ouest.

A San-Blas, à Tépic, au Sénégal, dans l'Inde, partout, les phénomènes dépendants de la chaleur humide se montrent dans le même ordre de succession : inappétence, désir de boissons acides dans les derniers temps de la saison sèche, alors que la constitution hygrométrique de l'air est modifiée par les brises humides du large, atonie de l'appareil digestif. Avec les premières pluies apparaissent les maladies : fièvres rémittentes, intermittentes simples ou pernicieuses, sous toutes les formes et de tous les types ; elles augmentent à mesure que l'humidité augmente, elles diminuent quand elle diminue et que la chaleur devient moindre.

En étudiant l'exemple que nous avons donné, on voit que dans les premiers temps de l'hivernage la chaleur n'est pas tout à fait aussi forte qu'au mois de juin ; en août et septembre elle n'est plus que de 36 centigrades, en octobre de 28, en novembre de 24. Pendant que la chaleur, d'abord presque stationnaire, diminue ensuite peu à peu, l'humidité augmente, et les maladies avec elle. Il y a donc une liaison plus immédiate entre l'humidité extrême et les maladies qu'entre celles-ci et la chaleur : avec l'extrême humidité, les miasmes sont à leur maximum de développement. Il résulte de là que la chaleur n'agit que comme modificatrice des forces de l'organisme, lequel sera exposé ainsi, sans force de réaction, à l'action miasmatique de l'humidité, qui se trouvera bientôt agissant isolément. C'est en cela seulement que la chaleur humide est un des éléments actifs de maladie dans les régions tropicales; c'est par la débilité qu'ils apportent dans l'organisme que les miasmes, absorbés plus facilement, produisent leurs effets délétères, et donnent aux maladies de ces contrées le cachet spécial qu'on y remarque.

Au reste, dans les pays tempérés, le même effet, quoique amoindri, s'observe : les fièvres des marais, les dyssenteries surviennent presque toujours après les chaleurs de l'été. Plus l'été a été chaud, plus les épidémies sont intenses; mais le corps n'a pas été affaibli par l'action si débilitante d'une haute température continue, il peut réagir, et la maladie n'offre jamais les mêmes caractères de gravité qu'elle offre dans les pays chauds. Bref, pour connaître dans toute leur étendue les propriétés toxiques des miasmes, c'est dans les pays de chaleur humide et continue qu'il faut les observer; car, dans les pays tempérés, elles sont amoindries et modifiées par la force de réaction de l'organisme...

En médecine, rien n'est plus dangereux que la généralisation. Il résulterait de ce que je viens de dire, que les maladies par infection miasmatique, en sévissant sur un individu récemment et subitement arrivé d'un pays tempéré, jouissant par conséquent de toute sa force de réaction, devraient présenter les caractères amoindris qu'elles offrent en Europe; il n'en est rien cependant. Les nouveaux débarqués sont très-souvent attaqués de maladies formidables, présentant les mêmes symptômes que celles qui sévissent sur des personnes qui ont été soumises à l'action prolongée de la chaleur humide. A Mazatlan, par exemple, des marins venant en douze ou quinze jours de San-Francisco, en haute Californie, situé par 39° de latitude nord, où le climat est extrêmement sain et la nourriture excellente, par conséquent, jouissant de toute la plénitude de leurs forces, sont souvent attaqués, le lendemain de leur arrivée, de fièvres intermittentes très-fortes. Donc, si ce que j'ai dit plus haut, que la chaleur humide et continue débilite l'organisme et le laisse sans défense devant l'action délétère des miasmes, est accepté comme un principe général, on doit tenir pour certain que l'exception est aussi fréquente que la règle, et, par conséquent, considérer qu'il y a dans les propriétés toxiques des miasmes des pays chauds quelque chose de plus actif qu'en Europe, et que l'observation a été impuissante à découvrir.

§. IV. — Variations de la chaleur humide.

Nous avons vu que les maladies produites par la chaleur et l'humidité diminuent au moment où le soleil s'éloigne de notre hémisphère et lorsque les vents secs viennent dessécher la terre ; en d'autres termes, les maladies cessent quand la chaleur et l'humidité ont une intensité moins grande. Cette diminution des maladies se fait ordinairement sentir en novembre ; en décembre elle est plus grande, elle l'est encore plus en janvier ; en février, les maladies par action miasmatique disparaissent et font place à celles qu'engendrent les variations brusques de la température sèche. Ceci est vrai pour le Sénégal et pour l'Inde ; mais sur les côtes occidentales du Mexique les choses ne se passent pas de la même manière : la santé publique se rétablit à la fin de novembre, la dessiccation continue ; en décembre il n'y a presque plus de maladies paludéennes, la température est bien moins élevée, mais il n'y a pas une différence très-grande entre celle du matin et celle de midi : les variations ne sont donc ni assez brusques ni assez étendues pour produire des maladies par suppression de transpiration. Tout à coup le nord-ouest ne souffle plus, le ciel se couvre de nuages, et bientôt une pluie fine (1), mais continue, mais froide, tombe pendant deux ou trois jours, quelquefois davantage. La température se refroidit alors sensiblement, et l'air redevient très-humide. Sous l'influence de cette variation de la température et de la constitution de l'air, les maladies apparaissent de nouveau, non pas seulement les dyssenteries, les diarrhées, les coliques nerveuses, qui accompagnent les variations de la température sèche, mais de plus des fièvres intermittentes, ou simples ou pernicieuses, quelquefois très-graves : elles durent jusqu'à ce que la terre se dessèche de nouveau et que l'air perde son excès d'humidité.

D'autres exemples confirmeront encore ces effets des variations de la température humide. « A Dagana, à Podhor, et surtout à Bakel, la tem-« pérature est beaucoup plus élevée qu'à Saint-« Louis; et c'est à l'abaissement de température « que l'on trouve à Saint-Louis, en revenant de Ba-« kel, qu'on attribue une partie des fièvres qui ne « tardent pas à se développer (2). » Les personnes

(1) Aguas nieves, equipatas, cabañuelas.

(2) Thévenot, *Traité des maladies des Européens dans les pays chauds et spécialement au Sénégal.*

que leurs affaires amènent de San-Blas, au niveau de la mer, à Tépic, qui est situé à 300 mètres de hauteur, ont grand soin d'effectuer leur entrée à Tépic en plein jour, avec toute l'ardeur du soleil; plus tard, la différence de la température du soir avec celle de San-Blas, dont elles sont parties le matin, cause des maladies souvent très-graves.

Dans le premier exemple, les variations de la température humide se font sentir dans le même lieu, et, dans les deux derniers, elles se font sentir d'un lieu à un autre. On le voit, l'effet est le même, et nous pouvons dès lors conclure que les variations de la température humide dans les régions tropicales causent non-seulement les dyssenteries, les diarrhées, les coliques et les hépatites, attributs des variations de la température sèche, mais encore favorisent l'apparition des maladies miasmatiques. On voit aussi que l'assertion de Lind, « que les maladies qui surviennent dans la saison fraîche sont produites par les mauvaises influences de l'hivernage précédent, » est fausse dans un grand nombre de cas, puisqu'il suffit que l'humidité vienne se joindre aux variations de la température pour que les maladies apparaissent de nouveau.

§ V. — Influence du soleil.

Dans l'étude que nous venons de faire de la température dans les pays chauds, nous n'avons considéré que les effets généraux de cette température, prise à l'ombre pour ainsi dire, c'est-à-dire que nous l'avons considérée dans sa moyenne et dans ses limites extrêmes, sans nous occuper de l'action, sans intermédiaire, de sa source, en d'autres termes, sans nous occuper des effets directs du soleil sur l'organisme : c'est que l'action du soleil est toute spéciale, et mérite qu'on y consacre une étude toute particulière.

Pour déterminer avec exactitude l'action réelle du soleil sur l'économie, il faut la séparer de toute espèce de circonstances; autrement, il y a confusion, et l'on ne sait plus à quelle influence attribuer les résultats. Je vois, par exemple, dans la relation d'un voyage dans le haut Sénégal, rédigée sur les notes de M. Huard, pharmacien de la marine, par M. Raffenel, qu'après quelques heures de séjour à Bakel, ils ont acquis la preuve que le soleil y est fort dangereux, car par ses effets deux des membres de l'expédition et cinq des hommes de l'équipage, environ un sur deux, sont tombés malades; mais ils ont eu seize jours et seize nuits de navigation sur le fleuve, exposés aux émanations délétères des eaux et des terres humides des rives : seize jours, disent-ils, d'incommodités et de privations. Évidemment, les causes de la maladie sont ici complexes, et le soleil est sans doute une de celles qui ont le moins agi.

On a imputé ainsi à l'action du soleil une foule d'affections dans l'étiologie desquelles il n'entrait que pour une faible quantité. Tâchons donc de le surprendre lorsqu'il agit isolément, et voyons les effets qu'il produit.

Les derniers temps de la saison sèche sont ceux où nous devons étudier l'action du soleil; car nous avons vu qu'il n'y a point alors dans les eaux, dans le sol, ni dans l'air, de causes de maladies. A cette époque, dans notre hémisphère, le soleil est vertical, et ses rayons exercent ainsi leur maximum d'influence.

D'après la fréquence des affections érysipélateuses sous l'action du soleil dans les pays tempérés, on serait tenté de croire qu'elles sont extrêmement communes dans les pays chauds. Il n'en est point ainsi ; elles sont, au contraire, assez rares. Pendant l'espace de sept années que j'ai passées entre le 19e et le 23e degré de latitude nord, je n'en ai pas observé dix cas : ceci doit tenir à l'activité de l'exhalation cutanée. Ces cas d'érysipèle ont presque tous été sans importance ; la face, le cou, les mains et les bras, ou pour mieux dire les parties habituellement découvertes, ont seules été atteintes. L'érysipèle crânien est extrêmement rare. J'ai vu des Européens pris de vin, étendus en plein air pendant plusieurs heures, tête nue, à l'action d'un soleil extrêmement fort, se relever sans la plus légère céphalalgie. Dans les derniers temps de mon séjour à Mazatlan, j'eus cependant occasion d'observer deux cas qui entraînèrent la mort des malades : l'un de ces malades, un jeune homme, ne pouvant trouver de place à l'église pour entendre la grand' messe, y assista néanmoins du dehors, la tête découverte, par un soleil des plus ardents. A la fin de la cérémonie il eut comme des nausées, et rentra chez lui. Une céphalalgie très-forte se déclara, et ne cessa qu'au bout de trois jours, lors de l'apparition d'un érysipèle sur l'oreille gauche et à la région temporale ; mais cet érysipèle ne se développa qu'incomplétement, se répercuta au bout de vingt-quatre heures, et le malade entra dans un coma profond, avec un pouls extrêmement lent, 36 pulsations, et des vomissements. Il mourut après dix-sept jours de maladie.

L'autre malade était un enfant de deux ans, qui resta exposé toute une journée, la face découverte, à l'action du soleil; il y eut un érysipèle frontal, qui se répercuta au bout de quinze heures, par des applications intempestives d'eau froide : alors se développèrent tous les signes d'une affection cérébrale et la mort arriva le douzième jour de l'apparition des premiers symptômes.

A part ces cas toujours rares, on peut dire que le soleil tropical ne concourt pas d'une manière très-active à la production de l'affection érysipélateuse.

Il n'en est point de même de son action sur l'organe cérébral. En Algérie, on a observé que, pendant de longues marches, sur un terrain très-sec, sablonneux, par une chaleur étouffante et un soleil ardent, des soldats tombent tout à coup, privés de sentiment. Si des secours ne leur sont prodigués, la mort ne tarde pas à survenir. On a fait à ce sujet une théorie, à mon sens, beaucoup plus spécieuse que vraie. On a dit que l'extrême chaleur des rayons solaires, se communiquant au sol, opérait dans l'air des couches les plus basses, une raréfaction telle parfois, qu'il ne suffisait plus à la respiration des hommes et que ceux-ci tombaient asphyxiés. On comprend difficilement comment, dans cette circonstance, tous les hommes qui font partie de la colonne de marche, ne tombent pas tous en même temps, car quelle que soit la différence des constitutions, on conviendra que là où un homme ne trouve pas une quantité d'air suffisante à son existence et qu'il meurt, ceux qui sont auprès de lui, et qui n'ont à disposer que de la même quantité d'air, doivent être au moins bien malades. De plus, la raréfaction des couches les plus basses, étant d'autant plus intense qu'on est plus près du sol, les chevaux, les mulets, le bétail qui suivent les colonnes, dont les orifices respiratoires sont beaucoup plus rapprochés du sol, devraient succomber les premiers. Ceci n'a point lieu cependant.

Dans cette circonstance la mort arrive par deux causes qui agissent ou ensemble ou isolément. Si l'air est calme, le soleil agissant de toute sa puissance sur le crâne, y détermine un appel de sang considérable, et une congestion cérébrale est produite. Si, au contraire, le vent du sud (ou du désert) souffle, il y a intoxication par les propriétés délétères de ce vent, qui, comme nous l'avons dit plus haut, amène des accidents semblables à la suffocation. Aussi dans le grand désert, se garde-t-on bien de le respirer, et les voyageurs n'ont d'autre moyen de salut que de se jeter la face contre terre et d'attendre, en retenant autant que possible la respiration, que la rafale ait passé. C'est donc à cette intoxication qu'il faut attribuer l'état de congestion sanguine que l'on observe dans l'appareil pulmonaire des hommes qui ont succombé (1), et non à une asphyxie par raréfaction de l'air.

Ce n'est donc que dans un temps calme ou lorsque le vent ne vient pas du désert, que ces congestions cérébrales sont produites, en Algérie, par l'action d'un soleil ardent sur la tête ; peut-être l'action du soleil est-elle favorisée par la forme de la coiffure de nos soldats. Il serait curieux de rechercher chez les indigènes dont le costume est différent, si ces affections cérébrales par insolation ont lieu : cette réflexion m'est inspirée par ce fait que rien n'est plus

(1) La congestion des organes pulmonaires s'observe aussi lorsque la mort presque subite est le résultat d'une affection cérébrale. *Voy.* Bichat, *Recherches sur la vie et la mort.*

rare au Mexique, où cependant le soleil est plus ardent qu'en Algérie, que ces congestions cérébrales causées par l'insolation. J'ai voyagé quinze et vingt jours de suite, par le soleil le plus intense, aux mois de mai et de juin, dans les terrains les plus secs, dans des plaines de calcaire blanc où la réflexion solaire se fait sentir si complète, dans le passage des torrents de la saison précédente des pluies, où d'énormes roches à surface polie, réfléchissant les rayons du soleil par leurs facettes multipliées, augmentent l'intensité de la chaleur; j'ai rencontré dans tous ces lieux des voyageurs, des muletiers, des corps d'armée, et je n'ai jamais rien senti, ni observé chez les autres, de symptômes plus graves de congestion cérébrale, qu'une légère douleur de tête à la fin de la journée. Quelques personnes, il est vrai, tombent malades, mais c'est lorsque épuisées de fatigue et de soif, elles se sont désaltérées aux mares infectes que l'on trouve sur les routes, ou se sont reposées quelques instants sous l'ombre comparativement fraîche des arbres qui bordent le chemin. La mauvaise qualité de l'eau ou une répercussion de transpiration causent alors les maladies, et non l'action du soleil. Cette bénignité de l'influence solaire, au Mexique, tient-elle à la coiffure? Les chapeaux sont à très-larges bords, et portent une ombre très-étendue (1).

Chose singulière, ce que le soleil est impuissant à produire chez l'homme, on l'observe assez fréquemment chez certains animaux ; ainsi, pendant les marches, par un soleil ardent, on voit souvent une mule s'arrêter tout à coup, décrire un demi-cercle et s'affaisser brusquement sous sa charge ; si on ne vient promptement à l'aide, la mort ne tarde pas à s'ensuivre. La saignée de la jugulaire est indiquée ; mais pour appliquer cette saignée, il faudrait au muletier du temps, une lancette toute prête; il faudrait, de plus, arrêter le convoi dans sa marche ; il n'est pas besoin de cela. Avec son couteau qu'il tient toujours à la ceinture, il lui coupe ou lui fend une oreille, le sang coule ; au bout de quelques secondes l'animal respire, se relève et se remet en marche comme si rien n'était arrivé. Chemin faisant, quand on juge que le sang a coulé assez abondamment on l'arrête, en appliquant sur la plaie une pâte faite de

(1) Les soldats mexicains ont, comme les nôtres, le shako pour coiffure : mais la chevelure extrêmement épaisse, quoique lisse, de la plus grande partie des gens du peuple qui ont dans les veines plus de sang indien que de sang espagnol, contribue sans doute, par ses propriétés isolantes, à modifier l'action du soleil.

terre et d'eau: évidemment c'est une congestion cérébrale qui s'est développée dans cette circonstance (1).

Entre les mauvais résultats que l'on observe en Algérie, de l'action du soleil sur l'homme, et au Mexique sur les animaux, et l'innocuité de son influence sur l'homme dans cette dernière contrée, il est très-difficile de formuler une opinion. En restreignant à un certain nombre de cas la part du soleil en Algérie, car un grand nombre est dû au vent du désert, et en considérant qu'au Mexique la nullité de son influence est due à la chevelure épaisse et isolante des indigènes, tandis qu'il sévit très-fréquemment sur les animaux, on est amené à conclure que, dans un pays comme dans l'autre, sa mauvaise influence et son innocuité sont exagérées; qu'en thèse générale, on fait bien de se soustraire

(1) Il est une autre maladie qui attaque les mulets et les chevaux, et dont le nom, en espagnol, ferait croire qu'elle est due à l'action du soleil : on appelle la maladie du nom de la cause supposée. Ainsi, quand un cheval en est atteint, on dit qu'il a eu une exposition prolongée au soleil (quel leva una asoleada). Mais ceci n'est point exact : la maladie se produit, la nuit comme le jour, toutes les fois que le cheval a été surmené, non longuement mais trop vite ; il se déclare alors une palpitation excessivement violente dans la région cardiaque, qui amène promptement la mort dans quelques cas, guérit dans d'autres, si l'animal est saigné de suite et abondamment, ou bien se termine par une lésion organique du cœur et des gros vaisseaux.

à son action ; ou qu'étant obligé de la subir, on ne devrait s'y exposer qu'avec une chevelure un peu longue et un chapeau léger à larges bords.

Avant de laisser ce sujet, je dois répéter que dans les cas nombreux de maladies que l'on a attribuées à l'action du soleil, l'on trouve des circonstances concomitantes bien propres par elles-mêmes à produire le dérangement de la santé. Ainsi un officier de marine chasse toute une journée, par un soleil très-fort, et est pris, au retour, d'une violente fièvre rémittente. Mais il a respiré l'air stagnant des bois, il a foulé le sol humide des bords des marais, il en a respiré les miasmes. Que de causes de maladies dans une simple promenade! Dans les premiers temps de mon séjour au Mexique, j'entendais parler très-fréquemment des affections cérébrales par insolation qui se déclaraient dans la saison des pluies. J'avais un vif désir d'en observer quelques cas. Or, je n'en ai jamais pu trouver un seul ; tous ceux, en grand nombre, que l'on m'a présentés comme tels, n'étaient autre chose que des fièvres intermittentes pernicieuses comateuses, avec une intermittence très-courte de dix à quinze minutes à peu près, quelquefois moins, et qui causaient la mort dans les trente heures. Le traitement que l'on suivait dans ces cas ne servait qu'à accélérer le dénoûment de la maladie ; car les patients étaient saignés, purgés, et soumis à des applications réfrigérantes sur la tête : quelques doses de quinquina ou de sulfate de quinine m'ont toujours suffi pour les guérir. Évidemment, ces fièvres intermittentes reconnaissent pour causes l'humidité et les miasmes qui accompagnent la saison pluvieuse, et le soleil n'a pu contribuer que pour une très-faible part à leur développement.

Ici se termine notre étude de l'action de la température sur l'organisme dans les pays chauds. On voit que son influence est très-complexe. Elle dépend de la sécheresse ou de l'humidité qui l'accompagne, soit dans sa permanence, soit dans ses variations. On voit aussi qu'il ne faut jamais négliger de séparer ses effets proprement dits, de l'action du soleil, qui est le plus souvent spéciale, et doit, par conséquent, avoir sa place à part dans l'examen général de la température et de ses influences.

DEUXIÈME PARTIE.

DE LA MODIFICATION DE L'ORGANISME.

On peut inférer de ce que nous avons dit précédemment que les influences qui sévissent sur l'organisme dans les pays chauds, quel que soit l'état du sol, qu'il soit élevé ou bas, qu'il soit humide ou sec, que ce soit dans la saison chaude ou dans celle de la fraîcheur, se réduisent à deux catégories, qui sont, d'une part, l'influence météorologique, et de l'autre l'humidité et les miasmes : il nous faut rechercher maintenant à quelle modification organique ces influences, séparées ou réunies, donnent naissance ; en d'autres termes, il nous faut répondre aux questions suivantes :

1. Quels changements surviennent dans l'économie sous l'action d'une température élevée? sous l'action des variations de la température? Ces chan-

gements sont-ils compatibles avec la santé? Ou sont-ils assez grands pour constituer, par leur étendue, un état morbide? L'organisme peut-il s'y habituer?

2. Quelle est l'action des miasmes sur l'organisme? Est-elle, ou non, compatible avec la santé? Peut-on s'y soustraire par l'habitude?

3. Qu'est-ce que l'acclimatement?

Première question. En prenant pour type la constitution d'un habitant des régions tempérées de l'Europe, on observe que la température élevée, sèche ou humide, selon les saisons, à laquelle il est soumis, lorsqu'il arrive dans les contrées équatoriales, lui imprime les changements que nous allons décrire.

Le premier effet de la chaleur, quel que soit d'ailleurs son degré d'humidité ou de sécheresse, est de diminuer l'exhalation d'acide carbonique dans l'expiration (1). La combinaison de l'oxygène de l'air avec le carbone du sang ne se faisant plus d'une manière aussi complète, il en résulte ces deux conséquences: le sang non décarbonisé conserve quelque chose des qualités du sang veineux; et la chaleur, produit des actes chimiques de la respiration, est diminuée. Ces effets sont produits

(1) Edwards, *Agents physiques*.

par le fait même d'une température élevée; mais ceux qui suivent sont différents, selon qu'elle s'accompagne d'un air sec ou d'humidité.

Lorsque la chaleur est sèche, aux phénomènes déjà décrits, on doit ajouter que l'exhalation aqueuse pulmonaire et cutanée est considérablement augmentée, d'une part par l'action stimulante de la chaleur sur la peau, de l'autre par la capacité hygrométrique de l'air qui se charge des parties aqueuses du sang avec une avidité telle, le plus souvent, que l'on pourrait presque dire que la peau exhale l'eau à l'état de vapeur plutôt qu'à l'état de liquide, tant l'évaporation est prompte. Cette transformation si rapide de l'eau en vapeur contribue à diminuer la température du corps, par la soustraction du calorique nécessaire à sa volatilisation : ainsi, production moins abondante de calorique dans une hématose incomplète ; soustraction, à la circonférence, de ce calorique déjà diminué dans sa source, tels sont les moyens par lesquels la température du corps se maintient en équilibre avec celle souvent plus élevée de l'atmosphère. Les sécrétions diminuent considérablement; la bouche est sèche; il y a constipation et les urines sont rares : d'où il résulte que le sang, trop riche en carbone, privé d'une trop grande quantité d'eau, n'étant plus débarrassé par les glandes des parties qui servent à la confection de leurs produits, est altéré dans sa composition; il devient trop stimulant; le cœur, excité par ses qualités nouvelles, précipite ses mouvements ; la respiration n'est plus aussi calme; il y a sensation de chaleur générale, interne ; soif, désir de bains frais, appétit peu développé; l'estomac ne supporte qu'une nourriture légère. Le goût, lorsqu'il n'est pas dépravé par l'habitude, repousse les liqueurs fortes. Les écarts du régime dont on sent instinctivement le besoin sont aussitôt suivis de désordres graves; car il semble que la diminution des sécrétions biliaire, gastrique, intestinale soit la première période d'une inflammation que la moindre cause occasionnelle va faire éclater, et qui va se manifester ou par l'altération organique des parties, l'hépatite, ou par des flux biliaire, intestinal, sanguin, la dyssenterie, la diarrhée... de même que les flux muqueux des fosses nasales, du larynx, des bronches, l'écoulement de l'oreille dans l'otite, sont précédés de la sécheresse des parties d'où ils émanent.

Mais supposons qu'il n'y ait pas lieu au développement des affections pour lesquelles se manifeste une prédisposition si grande, et que la température élevée et sèche continue son action : peu à peu l'exhalation pulmonaire et cutanée diminue au point de devenir presque nulle, les sécrétions sont presque anéanties, le corps se sèche, le cerveau acquiert beaucoup d'énergie. Les dépenses organiques sont presque nulles, partant le besoin de réparation est moindre, la nourriture se réduit à une quantité très-minime de substances alimentaires. L'Arabe du désert vit avec une poignée de dattes et de riz; l'indigène des plateaux élevés et secs du Mexique fournit toute une journée de marche, pendant la saison sèche, avec une petite galette de maïs moulu grossièrement et torréfié. Ce sont là les effets de la chaleur sèche, continue. Mais il faut se rappeler que dans le plus grand nombre des régions équatoriales, une saison nouvelle vient bientôt modifier les conditions hygrométriques de l'air, et que par conséquent la chaleur sèche n'arrive que bien rarement et dans des localités déterminées à produire les dernières modifications organiques que nous venons de décrire.

Telle est la révolution qui s'opère dans la physiologie de l'Européen, transplanté dans un climat chaud et sec. On comprend que lorsqu'elle se fait brusquement, la santé doit en souffrir. Si, au contraire, elle se fait peu à peu, les organes quoique modifiés dans leurs fonctions, se mettent en harmonie avec la condition nouvelle de l'organisme, et la santé peut être conservée.

Ce changement physiologique sous l'influence du climat, une fois accompli, met l'Européen dans les mêmes conditions que l'indigène, et désormais ils seront, l'un et l'autre, soumis aux mêmes chances de maladies dérivant des variations de la température et de l'émanation paludéenne.

Les variations de la chaleur sèche produisent des phénomènes inverses des précédents, mais peu stables. Ainsi, sous l'influence d'un abaissement subit de la température, l'exhalation cutanée et pulmonaire est sinon annulée, au moins considérablement diminuée; l'hématose se fait pendant quelques heures d'une manière plus complète; il y a une plus grande quantité d'acide carbonique expiré; la sécrétion urinaire est augmentée; la bouche s'humidifie; le sang, moins chargé de carbone et délivré de quelques-unes des substances qui altéraient sa composition, tendrait à revenir à l'état normal si la transition était ménagée et durable. Mais quelques heures après cette modification, la chaleur revient; le sang qui s'était retiré de la périphérie y retourne ; les sécrétions, qui, tout à l'heure renaissaient, se suppriment de nouveau; puis le froid survient encore : nouveau changement dans la composition du sang, retrait de celui-ci de la circonférence aux parties centrales, engorgement des organes parenchymateux, des poumons dans les pays élevés, du foie et de la rate dans les terres basses; fonctions perverties, dénaturées, exagérées; formation de produits anormaux ; les pneumonies, les hépatites, les dyssenteries et les diarrhées sont constituées.

Lorsque l'air chaud est saturé d'humidité, à la diminution de l'exhalation d'acide carbonique, et par suite à l'imperfection de l'hématose que nous avons signalée s'ajoute une stimulation extrême du tissu cutané ; mais la sueur qui en est le résultat, n'est point absorbée par l'air et reste déposée sur la peau. La transpiration pulmonaire est diminuée par la même raison; la vaporisation de l'eau n'étant plus aussi active, il n'y a plus de soustraction de calorique à la circonférence, et la sensation de chaleur externe est augmentée. Sous l'influence de cette stimulation extrême de la peau, les sécrétions se tarissent; il en résulte donc déjà que le sang n'étant point dépouillé de son excès d'eau par la transpiration cutanée et pulmonaire en est trop chargé, et se trouve aussi altéré dans sa composition par les particules que les sécrétions ont mission d'enlever, et qu'elles y laissent. Trop aqueux, non dépouillé de son carbone, il se rapproche des qualités du sang veineux; le cœur accélère en vain ses mouvements pour activer la circulation, elle se ralentit dans les poumons, la respiration est précipitée, le foie sécrète peu ou point, les intestins ne fournissent plus de mucus, la circulation ralentie en général n'empêche plus le sang d'obéir aux lois de la pesanteur, les veines s'engorgent, le système veineux abdominal est plein de sang; la rate, un de ses réservoirs, en est saturée, ne peut réagir pour l'expulser, et s'engorge; il y a enflure des extrémités inférieures, hydropisie du tissu cellulaire, atonie générale du système digestif, point d'appétit, car le besoin de réparation ne peut se faire sentir, puisqu'il n'y a pas de pertes par la transpiration et les sécrétions; désir de boissons acides; la figure se boursoufle, l'énergie cérébrale est diminuée; désir de repos, apparence chlorotique.

Une modification poussée aussi loin ressemble plus à la maladie qu'à la santé; mais elle n'est le partage que de ceux qui restent un très-long temps soumis à l'action de la chaleur humide. L'alternance des saisons, en modifiant la nature des milieux, imprime aux changements physiologiques que nous venons de dépeindre un temps d'arrêt opportun; aussi se maintiennent-ils dans des limites compatibles avec la santé.

Mais la saison nouvelle, si favorable d'abord, contribue bientôt elle-même à la production des maladies; elle y concourt par les variations de la température humide. On comprend, en effet, que, par l'effet d'un refroidissement brusque, la transpiration cutanée et pulmonaire est encore diminuée; il y a augmentation momentanée de l'hématose, il est vrai, et le sang est dépouillé de son carbone, mais il est plus chargé d'eau. Chassé par le froid de la peau qu'il stimulait avec violence sous l'influence de la chaleur, il revient brusquement au centre; les organes non préparés ne peuvent réagir dans leurs limites habituelles, ils s'engorgent ou s'enflamment. Les sécrétions sont supprimées d'abord; puis, par une réaction soudaine et violente, elles apparaissent avec une abondance anormale et des propriétés nouvelles qui caractérisent la maladie. En un mot, l'hépatite, la dyssenterie et la diarrhée se déclarent.

Si l'on réfléchit sur l'ensemble des phénomènes qui viennent d'être décrits, on remarque que leur cause définitive gît dans une altération du sang.

Dans un cas, la déperdition extrême de ses parties aqueuses par la transpiration cutanée et pulmonaire, et la cessation ou la diminution de la sécrétion de ses parties excrémentitielles ; dans l'autre cas, la diminution anormale d'action des exhalants causée par l'humidité de l'air, le rendent tour à tour ou trop stimulant, ou insuffisant à stimuler. Les solides répondent par leurs actions à ces états divers du sang.

Trop stimulant, il y a accélération de la circulation et de la respiration ; l'appétit existerait si la soif n'était pas aussi prononcée, c'est-à-dire, le besoin de restituer au sang les parties aqueuses dont il est dépouillé ; sensation de chaleur interne, agitation extrême. La paume des mains, la plante des pieds sont très-chaudes ; on ressent une grande irritation ; vienne un écart léger de régime, les organes trop stimulés s'enflamment ou exagèrent leurs fonctions, le foie se phlogose et verse des torrents de bile, les intestins exhalent du sang et des mucosités.

Au contraire, le sang n'est-il plus assez excitant, est-il trop aqueux, le système sanguin n'est plus stimulé, la circulation se ralentit, les organes sécréteurs ne sont plus sollicités à l'élaboration de leurs fluides, ceux-ci restent dans le sang dont la composition s'altère par leur présence, le système veineux est engorgé ; car le sang, n'étant plus soutenu par les contractions des parois des vaisseaux, obéit à la pesanteur ; les organes parenchymateux de l'abdomen sont pleins de sang ; le foie augmente de volume et la rate se gonfle.

On voit que dans tous ces cas le changement produit par la chaleur s'exerce d'abord sur le sang, qui, altéré dans sa composition, agit d'une manière anormale sur les organes; à leur tour, ceux-ci réagissent ou trop ou trop peu. Par cette réaction exagérée ou insuffisante, le sang s'altère encore davantage ; et les organes auxquels il vient, ainsi altéré, porter la nourriture et la stimulation, se modifient dans leur nutrition, dans leur structure et dans leurs fonctions.

Mais ce changement n'est point toujours accompagné de résultats aussi fâcheux. Beaucoup de personnes, heureusement douées, ne ressentent rien des mauvais effets de la chaleur ; l'organisme, chez ces personnes, ne cède que peu à peu aux changements qu'elle produit chez d'autres trop promptement, et leur santé se maintient jusqu'à ce que des causes nouvelles viennent l'assaillir. La révolution physiologique a passé inaperçue pour elles, leur extérieur seul la révèle aux yeux de l'observateur.

DEUXIÈME QUESTION. Les émanations miasmatiques du sol, des bois et des marais, dans les pays chauds, ont sur la santé une influence beaucoup plus marquée que dans les régions tempérées : cela doit dépendre de la végétation qui est plus abondante, de l'immense quantité d'insectes, et de la chaleur qui active la fermentation de tous les détritus. L'action des miasmes, lorsqu'on y est exposé, a des résultats dont on ne peut se garantir. Le seul et très-rare bénéfice que l'organisme tire de l'habitude, consiste dans l'évolution lente des phénomènes qui, ordinairement, sont extrêmement prompts à se manifester.

Le danger qui résulte pour l'homme de l'exposition à l'influence des miasmes, est plus ou moins grand, selon les saisons, les heures du jour et de la nuit, l'état de vigueur ou de débilité actuel de l'organisme.

C'est ordinairement dans l'automne des pays chauds que les miasmes possèdent leur maximum de propriétés délétères. Les fièvres et les dysenteries attaquent les personnes qui sont soumises à leur action. Le milieu du jour est l'heure où les effets des miasmes sont moindres, et est celle que l'on devrait toujours choisir, lorsqu'on doit passer près des lieux marécageux : soit qu'à cette époque de la journée l'air ait des propriétés dissolvantes plus actives que le matin et le soir, soit que l'exhalation abondante dont la peau est le siége, sous l'influence de la chaleur et de la lumière, s'oppose à l'absorption, celle-ci est beaucoup moins active (1).

Mais la nuit les émanations miasmatiques sont d'autant plus dangereuses, qu'elles s'ajoutent à l'exhalaison de l'acide carbonique par les végétaux, et que la peau, exhalant moins, absorbe davantage. Aussi le passage, la nuit, près des lieux marécageux, est-il très-souvent suivi d'accès de fièvre. Dans les pays chauds, c'est une coutume suivie par beaucoup de personnes de voyager la nuit, pour se

(1) Lind rapporte qu'en 1766, à Saint-Thomas, 15 hommes de l'équipage du *Phénix* y compris le capitaine, tombèrent malades après avoir passé la nuit à terre, et 30 hommes du même navire qui passèrent plusieurs journées à courir la campagne, à chasser, mais avec la précaution de rentrer à bord avant le coucher du soleil, conservèrent une santé parfaite.

soustraire à l'incommodité de la chaleur et du soleil; mais elles payent souvent bien cher cette mode (1).

Il n'est pas indifférent de s'exposer à l'action des miasmes l'estomac plein ou vide. Le besoin de réparation entraîne un surcroît d'activité dans l'absorption : aussi, les personnes fatiguées par une longue marche, affamées, altérées, sont beaucoup plutôt affectées par les émanations miasmatiques, que si elles s'y étaient exposées après un repas substantiel. On comprend que ce qui arriverait à la même personne, dans ces états relatifs de force et de faiblesse du matin au soir ou du jour au lendemain, doit arriver, par conséquent, aux constitutions faibles plutôt qu'aux organisations robustes, aux personnes débilitées par les maladies antérieures, les excès vénériens, plutôt qu'à celles qu'une hygiène bien entendue conserve dans toute leur vigueur naturelle et dans leurs forces de réaction.

Mais souvent l'homme le plus robuste, le plus

(1) Pendant une saison de pluies, à Batavia, l'équipage d'un canot du navire le *Medway*, qui attendait toutes les nuits les officiers en promenade à terre, fut enlevé en totalité par les maladies, et remplacé trois fois, sans qu'aucun homme ait survécu. (Lind, *loc. cit.*).

capable de réagir, se trouve sans défense contre l'influence délétère des miasmes. Cette influence est quelquefois soudaine : on se rappelle l'observation de Lancisi ; l'ouvrage de Lind est plein de faits qui démontrent cette promptitude d'action. En 1844, huit soldats, un officier et un douanier furent envoyés de San-Blas dans les environs pour surprendre un convoi d'argent que l'on avait dénoncé comme devant être embarqué en contrebande. Ils s'embusquèrent dans un fourré près d'un marais ; une heure après, ils furent tous saisis de vertiges, de nausées, de vomissements et d'un frisson excessivement violent, de telle sorte que le convoi passa sans qu'un seul des hommes pût se lever pour arrêter sa marche. « C'est quelque chose de très-cu-« rieux de voir six hommes qu'on envoie à terre « en parfait état de santé, rentrer au bout de dix « minutes tous les six en proie à la fièvre (1). »

Ces effets sont en outre très-divers : des diarrhées, des dyssenteries attaquent les uns ; d'autres sont pris de défaillances, de nausées, de céphalalgies ; ou bien le premier accident qui se montre est un frisson

(1) Rapport à l'amirauté anglaise sur l'état sanitaire de la croisière des côtes d'Afrique depuis le Cap Vert jusqu'au nord du Cap de Bonne-Espérance (*Presse* du 22 décembre 1847).

violent, bientôt suivi d'une fièvre intense ; cette fièvre est ou continue, ou intermittente simple ou pernicieuse. A l'entrée du port de Mazatlan, il y a un poste de douaniers et de soldats chargés de veiller à l'introduction et à la sortie des marchandises. Ce poste est situé entre la mer et un marais d'eau douce ; on n'y laisse ordinairement les mêmes hommes que vingt-quatre heures : or, il est presque sans exemple que, dans le temps des pluies, la plupart de ces hommes ne soient attaqués, à l'expiration de leurs 24 heures de service, de diarrhées, de dyssenteries ou de fièvres intermittentes. En 1843 et 1844, au mois d'octobre et de novembre, il n'y avait pas un douanier en état de santé ; on fut obligé de prendre des suppléants.

Il est une maladie dont on attribue le développement à l'action des miasmes, je veux parler de la fièvre jaune. En considérant qu'aux Antilles, à la Havane, à la Vera-Cruz, à Tampico, Matamoros, la Nouvelle-Orléans, Pensacola, lieux situés à l'embouchure de fleuves, et près de marécages, cette affection se développe en même temps que les fièvres intermittentes sévissent dans ces mêmes contrées sur les indigènes, en rappelant en outre que lorsqu'elle s'est déclarée dans des latitudes plus tempérées, comme à Baltimore et à Cadix, l'été précédent avait été excessivement chaud et pluvieux, et que les fièvres intermittentes avaient précédé sa venue et avaient continué de sévir sur les populations pendant le temps de sa durée, on est tenté de conclure que la similitude des influences entraîne, comme conséquence, la similitude des affections, c'est-à-dire que la fièvre jaune est une fièvre rémittente bilieuse à son plus haut degré d'intensité, et est produite par les émanations miasmatiques : mais on doit remarquer que cette redoutable affection ne s'est jamais montrée endémique que dans les localités que nous avons énumérées d'abord, c'est-à-dire dans le golfe du Mexique.

Or, il est singulier que dans les Indes orientales, où les maladies paludéennes sont si terribles, puisqu'en 1844 une armée de seize mille hommes fut réduite en quelques mois par les fièvres et la dyssenterie à seize cents soldats, on n'ait pas encore vu la fièvre jaune s'installer et devenir endémique. Les côtes occidentales du continent américain depuis le Chili jusqu'à la basse Californie sont ravagées tous les ans par les fièvres intermittentes les plus formidables, et la fièvre jaune ne s'y est jamais déclarée d'une manière permanente. En

1841, il est vrai, elle apparut à Guyaquil, et causa une mortalité effroyable. Elle fut importée, dit-on, par trois voyageurs qui, venant des Antilles, traversèrent l'isthme de Panama : l'un mourut en route, les deux autres continuèrent leur voyage jusqu'à Guyaquil, et tombèrent malades aussitôt après leur arrivée. La maladie se communiqua bientôt à toute la ville. Que ce soit cette cause ou bien une constitution nouvelle de l'atmosphère, l'épidémie sévit sur la plus grande partie de la population ; elle dura quatre ans; maintenant, elle n'existe plus, bien qu'il n'y ait rien de changé dans les lieux et en apparence dans l'air. Les fièvres intermittentes y sévissent toujours.

Dire que la fièvre jaune est produite par les mêmes causes que celles qui donnent naissance aux maladies palustres, c'est avancer que le choléra, qui règne endémiquement dans l'Inde, et que la peste en Orient sont aussi produits par ces mêmes causes, car là où ces affections règnent, il y a aussi des fièvres intermittentes. On est donc forcé de reconnaître qu'il y a quelque chose de spécial dans les causes déterminantes de ces maladies, quelque chose qui fait qu'elles sont ou la fièvre jaune, ou le choléra, ou la peste, et non une fièvre intermittente. Ce sera, si l'on veut, une propriété délétère nouvelle qui s'ajoute à celles qui sont ordinaires aux miasmes, propriété spéciale pour la fièvre jaune, spéciale pour le choléra, et spéciale pour la peste; mais il est bien certain qu'aucune de ces affections ne reconnaît pour seules causes celles qui dans tous les pays et sous toutes les latitudes n'ont jamais produit que la fièvre rémittente, intermittente, et la dyssenterie. Ce qui corrobore cette opinion, c'est l'immunité qu'apporte avec elle la fièvre jaune: une fois guéri de son atteinte, on peut la braver presque impunément. Il n'en est pas de même des fièvres rémittentes et intermittentes, qui s'acharnent sur le même individu, reviennent sans cesse, et finissent par le tuer s'il ne fuit au plus vite. On peut trouver une autre preuve de cette assertion dans ce fait, que la fièvre jaune ne s'observe que sur les bords de la mer ou des rivières, et jamais dans l'intérieur des terres, où, cependant, les maladies paludéennes sont quelquefois très-intenses.

L'absorption des miasmes, quoique soudaine, ne se traduit pas toujours par l'explosion immédiate de la maladie : un individu traverse à la hâte un lieu marécageux; huit, dix jours après, quelquefois plus tard, la maladie se déclare. Les voyageurs qui débarquent à Véra-Cruz, se hâtent de se diriger vers l'intérieur, afin de se soustraire à la fièvre jaune. Le court laps de temps qu'ils y passent, suffit très-souvent pour produire une fièvre bilieuse ou intermittente qui se déclare plusieurs jours après, dans des endroits très-sains. Tel se réjouit d'être sorti en bonne santé de Véra-Cruz, qui mourra bientôt à Jalapa ou même à Mexico. En 1845, l'équipage du navire chilien le *Colocolo* sortit en bonne santé du port de Guyaquil ; le jour de leur arrivée, trois semaines après, à Mazatlan, sept hommes tombèrent malades de fièvres intermittentes, et un d'eux mourut. En novembre 1840, deux naufragés restèrent cinquante-sept jours, privés de vêtements, d'abri et presque de nourriture, dans les îles Marias, situées à vingt lieues du port San-Blas. Ces îles sont désertes et couvertes d'une végétation abondante. La plage que ces infortunés ne quittaient point un seul instant, dans l'espoir de voir au loin quelque navire, est basse et marécageuse. Ils furent enfin aperçus par un navire américain qui les reçut à bord et les conduisit à San-Blas, en janvier, époque où les maladies ont cessé : jusque-là leur santé avait été bonne. A peine arrivés, ils tombèrent tous deux malades de fièvres intermittentes, l'un d'eux mourut et l'autre eut à souffrir pendant quatre ans (1).

L'exposition continue à l'action des miasmes n'entraîne pas toujours la maladie immédiatement, c'est-à-dire que l'homme ne passe pas toujours subitement de l'état de santé à l'état de maladie, et que sa constitution s'altère peu à peu, et se modifie à un degré tel, que la moindre circonstance peut être le signal d'une maladie. La peau se décolore, la face est bouffie, les jambes sont œdémateuses, la circulation est ralentie, les veines sont engorgées, la rate se gonfle, le foie se durcit ou se ramollit, les digestions sont pénibles et le ventre se ballonne.

Je dois dire que, sous les tropiques, il est rare de voir des individus arriver à cet état, sans avoir es-

(1) Les miasmes, qui causèrent tant de ravages dans les armées anglaise et française, à l'île de Walcheren, respectèrent en apparence la santé d'un certain nombre de soldats ; mais, sept ou huit mois après leur retour en Angleterre, ils furent atteints de la fièvre. — En 1811, trois cents chasseurs de la garde passèrent près des marais de Breskens. Les jours suivants, la fièvre en saisit un grand nombre, mais d'autres ne la ressentirent que longtemps après, quand ils étaient déjà fort avancés dans le nord. M. Ferrus ressentit l'influence des mêmes marais plusieurs mois après avoir quitté leur voisinage (Motard, *Essai d'Hygiène générale*, p. 161). — Dans les régions tempérées comme sous les tropiques, les effets des miasmes sont les mêmes, ils diffèrent seulement par l'intensité.

suyé quelques accès de fièvre intermittente. Ce tableau, qui est celui de l'influence lente des émanations marécageuses, s'applique exactement aux effets que produit la cachexie miasmatique, c'est-à-dire aux phénomènes que présentent ceux qui ont eu souvent à souffrir des accès de fièvre. Dans les pays tempérés on observe plus fréquemment cette dégradation physique sans maladies préalables, parce que les miasmes sont moins énergiques, et que les marais, ne se desséchant presque jamais, ont une action constante, bien que diminuée par les froids de l'hiver ; tandis que dans les pays chauds, les marécages disparaissant presque toujours dans la saison sèche, leur action n'est qu'intermittente, et elle est trop intense pour permettre à beaucoup d'individus de s'y habituer, même au prix des modifications que nous avons esquissées. Les relations de cachexie africaine qui sévit aussi aux Indes-Orientales et à la Guyane ne sont donc point applicables à celles des modifications qu'imprime à l'homme l'action lente des miasmes des régions tempérées ; en d'autres termes, la cachexie miasmatique des régions tempérées peut s'observer sans qu'il y ait eu de maladies antécédentes, tandis que sous les tropiques, elle est presque toujours le résultat d'un grand nombre d'attaques de fièvres, qui, quoique guéries, laissent chaque fois la rate plus engorgée et le foie plus induré. Dans les régions tempérées, l'homme résiste aux miasmes, en leur abandonnant peu à peu sa force et sa santé. Sous les tropiques, il succombe plus vite et se guérit pour retomber encore : de telle sorte que si l'on voulait voir dans ces phénomènes une sorte d'habitude, on devrait dire qu'on s'habitue aux miasmes en Europe et à la maladie miasmatique dans les contrées équatoriales. Mais si l'on considère que l'habitude doit avoir pour effet de neutraliser les mauvaises influences et de maintenir le corps en bonne santé, on conviendra qu'un agent morbifique, dont l'action la plus bénigne est de porter un désordre aussi grand dans l'organisme, est d'autant plus dangereux qu'on reste plus longtemps soumis à son action. L'immunité n'existe jamais pour les miasmes : tel résiste plusieurs mois, plusieurs années, qui, un jour, succombe, et ne se relève qu'avec peine. On dit, à la Nouvelle-Orléans, qu'il faut neuf ans pour être entièrement habitué à l'influence des marécages qui entourent la ville. J'ai vu, à Véra-Cruz et à Mazatlan, des Européens attaqués de fièvres, pour la première fois, après dix, douze et quatorze ans de séjour. *On résiste aux miasmes, on ne s'y habitue pas.* Les personnes qui vivent dans les meilleures circonstances sont celles qui conservent le plus longtemps la santé, mais tôt ou tard elles sont toujours atteintes (1).

La soudaineté de l'action des miasmes dans certains cas, son incubation dans d'autres, la détérioration lente de l'organisme lorsqu'il sévit à petites doses ou que celui-ci réagit fortement, ce qui revient au même, l'impossibilité de se soustraire à son influence par l'habitude, doivent le faire classer parmi les poisons septiques. Il trouve accès dans l'organisme par trois portes différentes, la peau, la respiration et la digestion. Son influence paraît sévir tout entière sur le sang avec lequel il est mis, par l'absorption, en contact immédiat, qu'il altère, et que, dans certains cas violents, il paraît décomposer entièrement. Les phénomènes si variés et si intenses qui se produisent sous l'influence des miasmes sont mieux compris en les rattachant à une altération du sang, qu'en

(1) « Le bon sens, plus que la science, semble indiquer qu'un « bon vêtement, une meilleure nourriture, un travail moins ex- « cessif, sont, non pas des remèdes, mais des palliatifs..... La « violence du poison est telle, qu'un homme condamné à rester « sur les lieux ne peut pas compter sur plus de quinze à vingt « jours de vie..... » *Rapport à l'Amirauté anglaise* sur l'état sanitaire de la croisière d'Afrique, p. 234.

les attribuant à une perturbation des fonctions du système cérébro-spinal.

Il y a une certaine ressemblance entre les symptômes des maladies paludéennes, telles que la fièvre rémittente bilieuse et intermittente, et ceux que présente l'inoculation des poisons de certains insectes venimeux, par exemple, le scorpion. Frisson au début, puis chaleur, suivie de sueur, vomissements bilieux, sensation de constriction dans le pharynx et dans la poitrine, ictère général. Le poison de ces insectes agit évidemment sur le sang qu'il décompose, car il est beaucoup plus actif lorsque l'inoculation se fait à la partie interne des membres qu'à la partie externe, là où l'absorption capillaire et veineuse est plus active que là où elle l'est moins. Sans insister davantage sur cette analogie, qu'il ne faut pas pousser trop loin, surtout lorsqu'il s'agit des phénomènes ultérieurs des affections paludéennes, je dirai qu'il est très-fréquent dans le Mexique, de voir des fièvres intermittentes se déclarer après la piqûre des scorpions. Entre autres cas, je citerai celui d'une demoiselle de dix-neuf ans qui fut piquée à la plante du pied, et chez laquelle une fièvre tierce très-intense se développa immédiatement et dura huit mois.

On peut rapprocher encore l'action des miasmes

marécageux de celle que produit sur l'économie l'ingestion des substances arrivées à un certain degré de putréfaction et qu'une coction incomplète n'a point purifiées, comme les boudins et la charcuterie. Les accidents qui se développent dans cette circonstance, ont été attribués à une paralysie du système nerveux des ganglions et des nerfs cérébraux qui ne sont point affectés aux organes des sens. Il est vraisemblable qu'ils sont malades, mais ils le sont en même temps et au même titre que tout l'organisme, dont toutes les fonctions sont jetées dans le trouble et la perturbation par la présence d'un sang altéré dans sa composition.

L'usage prolongé d'aliments corrompus, réuni à l'humidité constante et aux fatigues, cause le scorbut. Ce n'est point à une altération du système cérébro-spinal que l'on attribue les symptômes de cette maladie, mais bien à une altération du sang et des solides.

Or, il est quelquefois difficile de distinguer la cachexie miasmatique à son plus haut degré d'intensité, du scorbut. Il y a donc dans toutes ces affections, fièvres intermittentes, phénomènes dépendant de la piqûre d'un insecte venimeux, de l'ingestion d'aliments vénéneux, de l'absorption lente de miasmes putrides, une corrélation plus ou moins étroite, et de laquelle on doit conclure que la cause des maladies paludéennes est une intoxication, et que cette intoxication porte sur le sang dont elle altère la composition, comme elle l'a altéré d'une manière spéciale pour chacune des affections que nous avons citées.

De l'acclimatement.

TROISIÈME QUESTION. En général, on dit d'un homme acclimaté qu'il est accoutumé ou habitué à l'action d'un climat nouveau. Cette définition est purement littéraire et ne devrait pas être admise dans la science, car l'un des termes dans lesquels elle est conçue a besoin d'être défini. Qu'est-ce que l'habitude? Un homme a les mains fines et délicates, il se livre à un travail manuel, et des ampoules se forment; il continue son travail, ses mains deviennent saines et vigoureuses, et on dit alors qu'elles sont accoutumées au travail; en cela, on exprime un résultat définitif, mais on ne dit pas que, par suite de l'irritation qu'a développée sur la peau le mouvement continuel de l'instrument, la sécrétion épidermique s'est augmentée et la main est devenue calleuse. Les marins distinguent à l'œil nu à des distances énormes, des objets qu'à peine vous apercevrez avec une longue-vue. On se tróuve satisfait quand on dit que leurs yeux sont habitués à parcourir l'espace et à voir les objets au loin; mais on ne dit pas que, par suite d'actes réitérés, les muscles de l'œil ont acquis une force très-grande dans telle ou telle direction, de telle sorte que par la pression qu'ils exercent sur le globe de l'œil, la convexité de la cornée a changé, et que le foyer visuel n'est plus à la même place. Depuis son enfance, un homme s'est livré, sans compromettre sa santé, à des exercices violents, qu'une autre personne ne pourrait endurer sans maladie; il est habitué, dit-on, et l'autre n'est pas habitué. Je le crois bien, les muscles de celui-ci ne sont pas développés et les muscles de celui-là le sont extrêmement. Il en est de même pour l'influence du climat. Après un séjour de quelques années, un homme est accoutumé à un climat nouveau. Mais, que s'est-il passé? ce n'est pas parce qu'il y est resté longtemps qu'il est accoutumé; c'est parce qu'il s'est établi dans son organisme une modification plus ou moins grande qui le rend apte à supporter l'influence nouvelle. L'habitude n'est donc qu'une modification organique acquise ou par des actes réitérés, ou par une influence continue.

Nous avons esquissé les changements que la température élevée, sèche ou humide, imprime à l'organisme de l'habitant des régions tempérées. Ces changements portent d'abord sur la composition du sang qui, circulant ainsi altéré, modifie les organes auxquels il porte la nourriture et les matériaux nécessaires à l'accomplissement de leurs fonctions.

Si le changement s'effectue trop brusquement, ce qui peut dépendre, soit de l'extrême élévation de la température quand on arrive dans la saison la plus chaude, soit de la faiblesse de réaction de certaines personnes, une maladie se produit, que l'on dit alors survenir par défaut d'acclimatement. Le rétablissement de la santé s'opérant dans le milieu modificateur, ne peut se faire que dans les limites d'action de ce milieu, de telle sorte que lorsque la santé est rétablie, la révolution physiologique est faite : dans ce cas, on a acheté l'acclimatement au prix d'une secousse violente et dangereuse.

Si, au contraire, les changements organiques sont graduels, ils peuvent arriver inaperçus à leur évolution complète, c'est-à-dire que la santé se maintient jusqu'à ce que la modification physiologique soit accomplie. Ainsi, les personnes qui arrivent sous les tropiques dans la saison de la fraîcheur, au mois de décembre dans notre hémisphère ou au mois de juillet dans l'autre, se trouvant soumises à une température modérée, tombent rarement malades; de même, un petit nombre de personnes, quoique arrivant dans la saison la plus chaude, réagissent et n'admettent que peu à peu la modification imposée par le climat.

Ces mots, faiblesse de réaction ou force de réaction, sont très-vagues et demandent une définition qui en précise le sens. A l'exemple de tous les auteurs, je m'en suis servi, mais provisoirement et sans y attacher d'autre importance que celle de tenir les idées fixées pour un instant. La faiblesse ou la force de réaction de l'organisme, dans les pays chauds, ne doivent se comprendre qu'en tant qu'il s'agit du plus ou moins de parité qu'offre la constitution d'un habitant d'un pays tempéré avec celle que lui imprimera l'influence sous laquelle il vit actuellement. Expliquons-nous : le tempérament le plus voisin de celui de l'indigène sera celui qui supportera le mieux l'influence du changement de climat.

Ainsi, il est évident que l'homme sanguin du

nord, chez lequel la calorification est puissante, parce que l'hématose est complète, et qu'un sang stimulant vient exciter ses organes, sera beaucoup plus affecté par l'influence d'un climat chaud qu'un homme d'un tempérament lymphatique chez lequel toutes les fonctions sont ralenties parce que le sang n'est plus aussi vivifié par l'hématose; car, pour acquérir le tempérament de l'indigène, il faut que l'homme sanguin dépouille le vieil homme pour ainsi dire, il faut qu'il cesse d'être sanguin et devienne lymphatique : c'est ainsi qu'il se naturalisera. La distance à parcourir est donc plus grande pour le sanguin que pour le lymphatique, d'où il suit que les hommes d'un tempérament énergique, doués d'une grande force de réaction, sont ceux qui sont le plus exposés à l'influence des climats chauds, et que ceux d'un tempérament lymphatique, de constitution molle, comme on dit, dont la vitalité est moindre et la force de réaction minime, sont ceux qui courent le moins de dangers ; d'où il suit encore que ces expressions, force et faiblesse de réaction, doivent être entendues dans un sens inverse de celui qu'on leur donne, c'est-à-dire que la force de réaction est prédisposante aux maladies des pays chauds, en ce sens qu'elle est l'expression d'un tempérament sanguin, et que la faiblesse de réaction est une raison d'immunité, en ce sens qu'elle ressort d'un tempérament lymphatique.

La constitution de l'indigène des climats chauds est lymphatique, nerveuse... et bilieuse, par la prédominance d'action des organes abdominaux. Lorsque l'indigène est transplanté dans un climat tempéré, il ne tarde pas à se modifier, et l'élément bilieux disparaît; il est simplement alors lymphatique nerveux. Le changement de climat a donc pour effet et de convertir l'indigène des contrées tropicales en habitant des régions tempérées, et de donner à l'habitant des régions tempérées la constitution de l'indigène des pays chauds. L'acclimatement est tout entier dans cette révolution. Se fait-elle mal, des maladies surviennent qui n'attaquent point l'indigène; se fait-elle bien, l'étranger a acquis le droit de cité pour ainsi dire, et il se trouve désormais sur le même pied d'égalité que l'indigène devant les causes morbides qui vont les assaillir.

Ces causes sont les variations de la température, et les émanations miasmatiques.

Au Sénégal, la dyssenterie fait des ravages parmi les noirs comme parmi les blancs, l'hépatite est fréquente chez eux ainsi que la diarrhée.

Au Mexique, on peut dire que les indigènes succombent, en plus grand nombre que les Européens acclimatés, sous l'influence des variations de la température. La garnison de Mazatlan, qui se compose ordinairement de trois ou quatre cents hommes, a une moyenne, aux mois de décembre et de janvier, de 50 et 60 malades alités, sans compter ceux que leurs forces laissent encore libres de faire leur service: et cependant, c'est l'époque de la cessation de l'épidémie annuelle; mais cela dépend de ce que la caserne est située sur une éminence exposée sans défense aux fortes brises du nord-ouest, qui, la nuit, produisent en cet endroit un refroidissement considérable.

Il est inutile de multiplier les exemples de maladies produites chez les indigènes par les variations de la température : c'est un fait trop certain et qu'il serait banal de rappeler s'il n'avait pas l'utilité de prouver que l'acclimatement n'est pas une raison d'immunité.

Il faut avoir soin de noter, que, si les Européens sont souvent attaqués en plus grand nombre que les indigènes, c'est que chez eux l'influence du changement de leur constitution par l'effet d'un climat nouveau s'ajoute aux influences qui sévissent sur eux en même temps que sur l'indigène. L'indigène a donc cet avantage qu'il n'a qu'à souffrir les dangers propres au climat sans avoir à subir une révolution dans son organisme.

Il en est de même de l'action des miasmes; il n'est qu'un seul cas d'immunité pour l'indigène ou l'Européen acclimaté, nous voulons parler de la fièvre jaune; mais nous avons vu que cette maladie devait nécessairement tirer son origine d'une condition encore inconnue des miasmes; or, il est très-possible que ce principe générateur de la fièvre jaune soit de ceux auxquels l'organisme peut s'habituer. Et cela doit être ainsi, car les indigènes demeurant dans des localités très-rapprochées du siége habituel de cette affection, et jouissant en apparence de la constitution favorable, succombent aussi vite que les Européens nouveaux venus. Au surplus, si le fait et son explication sont vrais en temps ordinaire, ils ne le sont plus en temps épidémique. En 1793 et 1794, la fièvre jaune attaqua indifféremment les créoles, les hommes de couleur, et les Européens de la Grenade et de la Dominique (1). L'épidémie de 1830 au Sénégal, sévit particulièrement sur les nè-

(1) Audouard, *Recherches sur la contagion des fièvres intermittentes*, 1818.

gres (1). Si de la fièvre jaune nous passons aux maladies essentiellement paludéennes, telles que les fièvres continues, rémittentes ou intermittentes, nous voyons que les indigènes sont aussi exposés que les étrangers. « Les noirs du Sénégal « sont exposés, comme les blancs, aux fièvres in- « termittentes. Les fièvres rémittentes graves, à « forme typhoïde, enlèvent un assez grand nombre « d'indigènes à la fin de l'hivernage » (Thévenot).. A Mazatlan, sur vingt malades de fièvres intermittentes, il y a dix-neuf indigènes. Dans la ville de Tépic, où se trouvent à peine vingt Européens, les fièvres de toute sorte sévissent tous les ans avec la plus grande fureur. Dans l'Inde, le choléra n'épargne pas les natifs.

Mais sans aller chercher aussi loin les preuves de l'influence générale et aveugle des miasmes, nous pouvons jeter un coup d'œil sur ce qui se passe dans les régions marécageuses de l'Europe. Voici ce que dit Montfalcon de l'habitant de la Brenne.

« Il souffre dès sa naissance... une couleur jaune

(1) Chevé, *Relation des épidémies de fièvre jaune, au Sénégal*, 1830, et Thévenot, *op. cit.*, p. 254.

« teint sa peau et ses yeux, ses viscères s'engor-
« gent; il meurt souvent avant d'avoir atteint sa « septième année. A-t-il franchi ce terme, il reste « cacochyme, boursouflé, hydropique... Sujet à « des fièvres d'automne interminables, à des hé-« morrhagies passives, des ulcères aux jambes, se « défendant à peine contre des maladies qui font « de sa vie une agonie prolongée, il parvient à sa « trentième année. Et déjà le mouvement de dés-« organisation commence : ses facultés s'affaiblis-« sent, et communément l'âge de cinquante ans « est le dernier terme de ses jours. » Tel est le portrait des hommes nés dans des contrées marécageuses.

On voit donc que les miasmes ne sont en aucune manière neutralisés par l'habitude, et que l'acclimatement, devant leur influence, n'est qu'une chimère ; car, qui sera plus acclimaté que les indigènes ! et combien de victimes parmi eux !

Concluons donc que l'acclimatement consiste dans la conversion du tempérament de l'étranger en celui de l'indigène, c'est-à-dire qu'il faut que l'étranger se naturalise, *s'indigénise ;* que ce changement, pendant qu'il s'opère, peut amener des maladies desquelles l'indigène est exempt, parce qu'il n'a point de révolution pareille à subir, et que, par sa complexion naturelle, il touche au but que l'étranger doit atteindre; que c'est en cela que consiste tout le bénéfice de la naissance dans les contrées équatoriales; que le changement de constitution une fois opéré, l'acclimatement est accompli; que le bienfait de cet acclimatement consiste uniquement dans l'exemption ultérieure des maladies que l'on a dû subir pour y arriver, ou que d'autres moins heureux, subissent encore; et qu'enfin, il n'est d'aucun secours devant les maladies résultant des variations de la température et des miasmes, puisque l'indigène lui-même, type de l'homme acclimaté, les subit et en est souvent la victime.

Nous avons dit qu'en général, le tempérament de l'indigène des régions tropicales, est lymphatique-nerveux et bilieux. Ceux des Européens qui ont la constitution le plus rapprochée de celle des indigènes, s'acclimatent le plus facilement. Les hommes du midi de l'Europe ont été signalés par les observateurs comme ceux qui supportent le mieux l'influence des pays chauds : c'est un fait que la statistique a constaté : car au Sénégal, sur sept hommes du Nord, il en meurt un ; tandis que pour les hommes du Midi, la proportion n'est plus que de un sur douze. Ceci s'explique et par la ressemblance, quoique éloignée du climat, et par la similitude, quoique incomplète, du tempérament des méridionaux européens avec celui des indigènes.

Les méridionaux européens sont presque tous d'un tempérament lymphatique-nerveux; chez eux l'hématose n'est pas aussi complète avec l'air chaud qu'ils respirent, que chez l'homme du Nord qui a besoin d'un grand développement de la calorification. La stimulation plus grande de la peau chez les méridionaux, laisse les organes internes dans une abexcitation proportionnelle; et le sang plus ou moins altéré par l'abondance ou la nullité de la sueur, et l'activité plus ou moins grande des sécrétions, se rapproche par sa composition du sang de l'indigène. Le méridional, comme on voit, est donc, par sa constitution native, et en le comparant à l'homme du Nord, en voie d'acclimatement, il a moins de chemin à faire, il arrivera plutôt, et les chances de la route sont moins nombreuses.

Je crois devoir insister sur le principe que j'ai énoncé, que l'acclimatement est la conversion d'un étranger en indigène. A toutes les preuves que j'ai données à l'appui, j'ajouterai la suivante, c'est le portrait de l'homme acclimaté : « Mais après un « certain laps de temps et sans que l'économie ait « éprouvé de secousse grave, même sans que les « traits du visage accusent la moindre souffrance, « il arrive que les pommettes se décolorent, que le « teint blêmit, que l'embonpoint s'efface ; les « forces physiques diminuent, et la tendance au « repos qui survient, se prononce de plus en plus... « Plus tard, la nutrition est moins active, l'appétit « se perd, la trame organique s'use en des pro-« portions inaccoutumées. Enfin, les rides appa-« raissent, l'individu vieillit, et il vieillit vite, « comme on le dit. D'autre part, les facultés intel-« lectuelles et affectives doivent aussi payer le « tribut, en participant de l'atonie générale (1). »

Cette description semble faite sur un indigène des contrées tropicales. En peignant l'homme acclimaté, ce sont les traits de l'indigène que l'on a retracés : c'est qu'en effet, l'homme acclimaté n'est

(1) J. A. N. Perier, *de l'Hygiène en Algérie*, p. 47.

plus Européen par la constitution : s'il retourne dans son pays natal, il lui faudra subir une nouvelle transformation, car maintenant, ce n'est plus qu'un indigène.

La saison de la fraîcheur et de la sécheresse est la plus favorable à l'acclimatement. On comprend, en effet, que la température se rapprochant de celle des pays tempérés, la transition est moins grande, et l'impression sur les organes moins énergique. On n'a pas à redouter l'influence des miasmes, on n'est point tourmenté par les moustiques, la viande est de meilleure qualité qu'à aucune autre époque de l'année, tout contribue donc à maintenir la santé.

En arrivant dans la saison chaude, au contraire, la différence de température est énorme et ses effets sont d'autant plus marqués. Ajoutez à cela, que les miasmes sont à leur maximum d'intensité, que l'eau est presque toujours saumâtre ou limoneuse, que les moustiques vous poursuivent sans cesse de leurs piqûres et de leurs bourdonnements, au point de vous empêcher de dormir, et que la nourriture est mauvaise ; que de raisons pour tomber malade ! D'ailleurs, il faut se rappeler, et ceci s'adresse à ceux qui vont dans le golfe du Mexique, que la fièvre jaune commence, en général, en mai, et dure jusqu'en octobre; ceux donc qui arrivent dans le temps de la chaleur, courent le risque d'être atteints par cette redoutable affection.

Une autre cause qui n'a jamais été mentionnée et qui, à mon avis, favorise beaucoup l'acclimatement, c'est la longueur de la traversée par les bâtiments à voiles. Il faut un mois ou six semaines et même plus, pour aller d'Europe aux Antilles; six semaines, deux mois ou deux mois et demi pour aller dans le golfe du Mexique et aux Guyanes. La marche lente des navires au-devant du soleil et de la chaleur, donne à l'organisme, le temps de se modifier peu à peu; car chaque jour de la traversée amène une augmentation légère de la température; on reçoit ainsi, à petites doses et progressivement, l'influence du climat nouveau sous lequel on va vivre, et à l'arrivée, il n'est plus étranger à l'organisme... Par la navigation à vapeur, au contraire, qui peut transporter les voyageurs en quinze jours aux Antilles et en vingt jours, à la Véra-Cruz, la transition est trop brusque, et la mortalité, parmi les nouveaux débarqués, doit augmenter : j'avoue que ceci n'est qu'une conjecture, qu'aucun fait ne justifie jusqu'à présent, mais qui est rendue très-probable, par ce que nous connaissons des effets de la transition brusque du froid à l'extrême chaleur.

TROISIÈME PARTIE.

DE LA SUSCEPTIBILITÉ DE L'ORGANISME MODIFIÉ PAR LE CLIMAT.

L'organisme modifié par l'action des causes générales que nous avons décrites, est doué d'une sensibilité particulière qui le rend susceptible d'être impressionné profondément par des causes qui, partout ailleurs, sont considérées comme de nulle influence. C'est, en effet, une grande erreur de croire que les seules causes des maladies des pays chauds, sont la chaleur, l'humidité et les miasmes; il en est une foule d'autres qui dépendent du genre de vie et du régime. Ainsi, et pour donner un exemple, on croit généralement que des aliments de bonne qualité, que des fruits mûrs, etc., ne peuvent jamais compromettre la santé. Lind lui-même, l'Hippocrate de la médecine des pays chauds, dit quelque part (1), que les productions végétales des tropiques ne peuvent causer de maladie, par ces deux motifs : premièrement, parce que le riz, le millet, le maïs et en général tous les produits des contrées les plus malsaines, sont considérés comme très-sains, dans les lieux éloignés où on les a transportés et où on les consomme; secondement, parce que l'usage des denrées européennes n'empêche pas la maladie de survenir.

Prises dans leur sens littéral, ces propositions sont vraies, et il ne viendra jamais à l'idée de personne de prétendre que les productions tropicales renferment des principes nuisibles à la santé, pas plus que de croire que celles de l'Europe peuvent servir de préservatif contre les maladies des pays chauds ; mais ce qu'il faut remarquer, c'est que les conditions de leur emploi ne sont plus les mêmes que dans les pays tempérés. Là, en effet, la sensibilité de l'organisme est dans un rapport naturel avec les qualités des aliments, et l'usage s'en fait généralement d'une manière profitable à la santé. Dans les pays chauds, au contraire, la sen-

(1) *Op. cit.*, p. 6.

sibilité n'est plus la même : elle est ou exagérée, comme dans les lieux de température élevée et sèche ; ou diminuée, comme dans les lieux de chaleur humide. Les aliments, sains pour l'Européen dans son état normal, cessent donc de l'être pour l'Européen acclimaté et pour l'indigène des contrées équatoriales ; de même que la viande de bœuf qui est saine pour l'adulte, ne l'est pas pour l'enfant à la mamelle, ou que le vin qui ne fait que stimuler favorablement l'estomac du premier, porte l'inflammation dans les entrailles du second ; dans ces cas, l'aliment et la boisson sont les mêmes, mais les résultats sont différents, parce que la sensibilité est différente. Il en est de même de l'habitant des pays tempérés et du natif des pays chauds. Ce que nous disons des aliments, s'entend de tout ce qui est relatif à l'hygiène.

Nous autres Européens, nous avons fait la science médicale et l'hygiène à notre point de vue et à notre profit. Nous avons dosé les médicaments en n'ayant égard qu'à notre sensibilité propre, et nous avons disposé un régime diététique en harmonie avec notre constitution ; mais la science n'est pas là tout entière, il faut tenir compte des facultés organiques de l'homme qui habite des climats différents. Trente ou quarante grammes de sulfate de magnésie suffisent pour purger un Européen en déterminant huit ou dix selles, il en faut deux fois autant pour produire le même effet sur un indigène des pays chauds et humides et un tiers de moins sur un habitant des pays chauds et secs. Faites boire du vin à l'Arabe du désert ou à un habitant des plateaux élevés et secs du Mexique, au mois d'avril ou de mai, chez lesquels existe, à un si grand degré, la prédisposition aux maladies inflammatoires des organes digestifs, et vous vous exposerez à leur donner une irritation violente de l'estomac ; ne donnez que de l'eau aux habitants des côtes, dont le sang trop aqueux ne stimule pas suffisamment les organes, et l'atonie de l'appareil digestif augmentera chez eux et les rendra plus aptes à être influencés par la chaleur et les miasmes.

Il y a donc beaucoup à changer dans les préceptes de l'hygiène à appliquer dans les pays chauds, et cela, parce que l'un des deux termes des rapports, les choses et l'homme, l'homme n'est plus le même, et qu'ainsi la mesure d'après laquelle on a classé les qualités des choses a changé; en d'autres termes, parce que l'organisme de l'Européen acclimaté et de l'indigène est tout différent de celui de l'habitant des régions tempérées, et qu'il faut établir, d'après cette donnée nouvelle, une classification nouvelle des choses avec lesquelles ils sont en rapport.

Il se présente, dès l'abord, un élément de confusion dans les préceptes à établir, de l'hygiène des pays chauds : c'est que le climat est ou chaud et sec, ou chaud et humide. De là une constitution différente de l'organisme, des aptitudes et des besoins, des affinités et des répugnances qui sont très-naturelles et très-conformes à leur origine ; mais qui, faute d'être ramenés à leur véritable cause, ont fait accepter et proclamer pour tous ce qui ne convient qu'à l'un ou à l'autre climat, mais jamais, ou bien rarement, aux deux en même temps. Nous insisterons donc sur cette distinction que nous avons établie et qui nous paraît essentielle, parce qu'à chacun de ces climats correspond une modification particulière de l'organisme. C'est ce que nous avons essayé de prouver dans les pages qui précèdent, et que les faits et les inductions que nous allons porter à l'appui ne feront que confirmer.

La connaissance qui ressort de l'étude que nous avons faite de l'influence du climat chaud et humide, c'est l'atonie, quelquefois très-grande, des organes digestifs, la stimulation extrême de la peau par la chaleur, la diminution des sécrétions et de l'exhalation pulmonaire et cutanée, et enfin l'altération du sang, qui le rend insuffisant à stimuler l'organisme jusqu'aux limites normales. Or, ce fait, à la connaissance duquel nous sommes arrivés par une suite d'inductions plus ou moins légitimes, ressort aussi de l'influence des médicaments sur l'organisme malade, et des aliments et des boissons lorsqu'il est en santé. — Il y a atonie des organes digestifs, et la sensibilité y est peu développée, car les doses des médicaments, sous peine d'être de nul effet, doivent être bien plus élevées que dans les pays tempérés : s'agit-il de donner un purgatif, soixante grammes de sulfate de soude, de manne, de sel d'Epsom, suffisent à peine pour produire une ou deux évacuations. A l'hôpital de Mazatlan, je faisais boire, en ma présence, des solutions de soixante-quinze grammes de sulfate de soude, c'est à peine si les malades avaient trois ou quatre garde-robes. Un guérisseur ordonnait toujours à ses patients une potion composée de *quatre grammes de gomme-gutte,* et jamais un seul d'entre eux n'a présenté autre chose qu'une superpurgation assez violente, ou des vomissements au début, mais l'impression fâcheuse du médicament ne durait pas plus de vingt-quatre heures. Il y a cependant dans cette dose de quoi purger quinze ou vingt personnes. Il en est de même du sulfate de quinine : j'ai donné jusqu'à cinq grammes par jour, sans que jamais il en soit rien résulté. Les boissons les plus simples par leurs effets doivent être toujours à doses très-élevées. Veut-on donner une boisson diurétique avec l'esprit de nitre dulcifié, une solution de quatre grammes dans mille grammes d'eau est insuffisante : il en faut quinze à vingt-cinq grammes. Il en est de même avec le nitrate de potasse : un individu, croyant que ce sel était purgatif, en prit un jour soixante-quinze grammes; il n'eut rien de plus que trois ou quatre évacuations.

Il est très-important de noter que la différence des saisons amène, dans le même lieu, une différence dans la sensibilité de l'appareil digestif : ainsi, les doses doivent être plus élevées dans le temps de la chaleur et des pluies que dans celui de la sécheresse. Une personne se purgera au mois de février avec quarante-cinq ou soixante grammes de manne ou de sulfate de soude, qui ne ressentira presque rien des mêmes doses au mois de septembre ou d'octobre. Tout cela dépend de la diversité des états des organes internes, sous les influences variées de la chaleur, de l'humidité et de la sécheresse.

Au premier abord, il semble que l'alimentation habituelle des indigènes dément le principe que nous avons établi de la presque insensibilité de l'appareil digestif; car, chez eux, l'appétit peu développé et la soif de boissons acides ne leur laissent le désir que de manger des mets qui flattent le goût et dont, en général, les qualités nutritives et stimulantes sont peu développées. Le lait, les fruits, le fromage, le maïs bouilli ou torrifié, de la viande en petite quantité, des haricots et du riz, forment la base de leur alimentation; de l'eau pure, ou des limonades, constituent leurs boissons. Certes, rien n'est moins stimulant que tout cela, et cependant la sensibilité de l'estomac est assez excitée pour que la digestion se fasse : c'est qu'ils ne mangent rien sans l'assaisonner d'un piment extrêmement fort, qui, à la faveur de la stimulation violente qu'il détermine, fait digérer tous les aliments, quelque peu stimulants qu'ils soient par eux-mêmes. Il faut avoir goûté de ce piment pour en connaître la force.

Les personnes qui en mangent pour les premières fois, ont des ampoules aux lèvres, et peu après une chaleur intense au creux de l'estomac. La soif est alors très-vive. Cette stimulation continuelle de l'estomac chez les indigènes est tellement forte, qu'à la longue et chez ceux qui en mangent avec excès, il se produit des palpitations extrêmement intenses et quelquefois douloureuses au creux de l'estomac : ces palpitations se font sentir surtout lorsque l'individu est à jeun, ou qu'il y a longtemps qu'il n'a mangé de piment ; elles cessent, pour un instant, par l'ingestion d'un nouveau repas bien condimenté ; elles diminuent aussi, au moyen de passes répétées avec la main, sur le creux de l'estomac.

Otez le piment à un indigène, et il ne digère qu'avec difficulté. On objectera ici que l'habitude, dès l'enfance, d'une stimulation violente, émousse la sensibilité de l'estomac, et que c'est à cette longue pratique qu'est due cette inexcitabilité et non à l'effet du climat. Je ne nie pas qu'il y ait du vrai dans cette objection, mais elle ne répond pas à toutes les circonstances : car, un habitant des pays chauds transporté en Europe et subissant la modification nécessaire du climat, digère parfaitement bien, sans le secours des condiments énergiques de son pays.

Les Européens, domiciliés dans les pays chauds et humides, mangent, en général, peu de piment; mais leur nourriture est bien différente de celle des indigènes : elle ne se compose plus de fruits, de lait et de légumes, mais la base repose sur la viande et le vin. Ils prennent du café, des liqueurs, etc., et ils font bien : ceux qui ont voulu se soumettre à un régime rafraîchissant de laitage et d'eau pure, n'ont pu résister longtemps. La santé des Européens acclimatés dans les pays chauds et humides, est infiniment meilleure que celle des indigènes, et cela tient en partie, à ce que la stimulation produite par l'alimentation est suffisante et égale toujours, et qu'ils n'ont pas besoin d'exciter violemment l'estomac, afin de faire passer, à la faveur de cette perturbation momentanée, des aliments inertes.

On peut m'objecter que je suis en opposition avec tout ce que l'on connaît du régime des peuples des pays chauds, qui est, en général, si frugal, et que l'instinct des populations doit, dans cette circonstance, être pris pour guide : je dirai que c'est une erreur. L'instinct n'est que la voix des désirs internes et non celle des besoins organiques. Un individu a chaud et est altéré, son instinct lui dit de boire frais et il tombe malade; la raison lui aurait conseillé de boire tiède ou chaud, ou à petites gorgées. De même, l'indigène des pays chauds n'a pas d'appétit, la soif est très-développée, son instinct, c'est-à-dire son désir, est de ne manger que des aliments légers en même temps que sapides et d'une mastication facile. Mais la raison devrait lui apprendre qu'il est soumis à l'action de causes essentiellement débilitantes, et qu'il faut lutter par l'alimentation contre l'action incessante de ces causes. Combien de fois ai-je vu des Européens aller à la chasse dans les lieux marécageux, mais après un déjeuner substantiel, arrosé d'un bon vin; ils revenaient sains et saufs, et les domestiques qui les accompagnaient, qui n'avaient voulu boire que du lait ou de l'eau et ne manger que des fruits ou quelques légumes, revenaient malades à en mourir. Puisque la chaleur humide vous accable, vous énerve, que plus vous êtes accablé et énervé, les miasmes ont d'action sur l'organisme, secouez-vous donc, forcez votre appétit, vos désirs, vos instincts, pour vous alimenter de la manière convenable et vous faire réagir contre les causes morbides; tandis qu'en vous nourrissant d'aliments misérables, que l'estomac digère à peine, vous agissez dans le sens des causes qui vous assiégent (1).

Tout le secret de la conservation de la santé, dans les pays chauds et humides, par les moyens hygiéniques, est dans l'alimentation et dans la nutrition. Il faut que l'alimentation soit stimulante, pour réveiller l'action des organes assoupis; et nutritive, afin de donner à l'organisme des forces pour ne pas succomber à l'action des causes débilitantes. L'abus des stimulants, comme le pratiquent les indigènes, prédispose l'organisme aux maladies, plutôt par la

(1) Il semble, disent les auteurs, que la nature, en prodiguant sous la zone torride les produits végétaux, a convié l'homme à l'observation du régime frugal. Ceci n'est point exact: les régions tempérées sont au moins aussi riches en végétaux que les pays équatoriaux : le froment, l'avoine, l'orge, le seigle, le sarrazin, la châtaigne et les lichens, peuvent soutenir la comparaison avec le maïs, le riz, le mil, le manioc et les fécules des palmiers ; les haricots, les pois, les fèves et les lentilles se trouvent, au soixantième degré, en aussi grand nombre qu'à l'équateur ; la pomme de terre croît partout. Les régions tempérées ont de plus les plantes potagères, carottes, navets, salsifis, betteraves, choux, etc., qu'on ne peut obtenir qu'à grand'peine dans les régions du soleil. D'un autre côté, le règne animal est aussi développé sous la zone torride que dans les régions tempérées; dans les pampas du Brésil, les savannes du Mexique et de la Californie, les troupeaux de bétail sont innombrables. C'est à Buenos-Ayres et à Montévideo que l'Europe va chercher les cuirs: les forêts abondent en gibier, lièvres, lapins, chevreuils, cerfs, sangliers, porcs-épics; en oiseaux comestibles de toute espèce, depuis le dindon, le faisan et la pintade jusqu'aux tourterelles très-petites qui volent par troupes innombrables. Si donc, l'on voulait se servir de ce genre

raison qu'il empêche l'appétit de se développer et la nutrition de se faire, que par l'irritation locale qu'il détermine. Il en est de même de ceux qui font abus du vin et des liqueurs alcooliques, ils ne mangent plus et l'organisme s'affaiblit.

On dit que le régime animal, dans les pays chauds, prédispose aux affections putrides et bilieuses. Dans les pays chauds et secs cela est certain, comme nous le verrons tout à l'heure, mais dans les pays chauds et humides j'affirme que cela n'est pas. Je dirai, au contraire, que le régime végétal est la cause indirecte, généralement parlant, des maladies qui surviennent, et directe quelquefois : indirecte, parce que la nutrition générale languit avec ce régime; directe, parce que l'atonie des organes digestifs augmente, et que les sécrétions biliaire et muqueuse, gastrique et intestinale ne sont pas sollicitées, et enfin parce qu'il est trop abondant en résidus excré-

d'argumentation pour en conclure le régime que doit suivre l'homme dans les pays chauds et humides, on devrait dire que l'indigène est appelé à manger de la viande aussi bien que des végétaux. Mais à quoi bon? Si l'Indien, le nègre, l'Américain préfèrent le régime végétal à tout autre, cela ne prouve qu'une chose : c'est que l'homme mange d'abord ce qu'il peut ; et quand il a tout en abondance, il mange ce qui lui plaît, mais non pas toujours ce qui conviendrait au maintien de sa santé et de son existence.

mentitiels dont le passage continuel fatigue les intestins.

Il faut répéter ici ce que nous avons dit plus haut à propos des médicaments : c'est qu'on ne doit pas généraliser l'application des préceptes, parce qu'ils ne sont pas applicables à toutes les époques de l'année. Si leur observation est nécessaire dans le temps de la plus grande chaleur et de l'humidité, elle le devient beaucoup moins dans le temps de la sécheresse, et on doit même alors s'en départir.

Il faut donc, dans la saison humide, se garder de boire, sous le prétexte d'une soif intense, des liquides rafraîchissants, émollients ou acidules, et de manger, sous le prétexte que l'appétit est peu développé et que le besoin apparent de l'alimentation est borné, des aliments légers, sapides, mais peu nourrissants et peu stimulants : ce serait agir dans le sens de l'action débilitante du climat.

Ce que nous disons de l'alimentation s'étend à toutes les pratiques de l'hygiène qui ressortent directement de l'homme agissant. Les exercices corporels violents, la répétition de l'acte vénérien, les veilles, les contentions fortes de l'esprit, les chagrins, en un mot, tout ce que l'on considère dans les pays tempérés, comme débilitant, l'est à un plus haut titre dans les pays chauds et humides. L'atonie des organes digestifs, la diminution de la nutrition et la prédisposition aux maladies de ces contrées, en sont la prompte conséquence.

Dans les pays chauds et secs, un sang trop excitant stimule l'organisme, et l'appareil digestif offre une tendance très-grande à l'irritation ; c'est ce qui résulte de l'analyse que nous avons faite de l'action physiologique de la chaleur sèche, et qui sera confirmé par les faits que nous allons énoncer.

La médicamentation doit être, en général, antiphlogistique, tandis que sur les côtes elle est stimulante, révulsive et évacuante. Les médicaments excitants, purgatifs ou autres, doivent être donnés, dans les occasions rares où on les emploie, à des doses très-faibles, plus faibles que dans les pays tempérés. Trente grammes de manne, de sulfate de soude suffisent pour produire des évacuations abondantes. On n'administre pas plus de vingt ou trente centigrammes de sulfate de quinine, et encore ne faut-il pas répéter cette dose trop souvent, car il en résulte des vomissements et une irritation violente de l'estomac.

Un médecin espagnol s'était fait une grande réputation à Tépic, par une boisson extrêmement énergique et d'une composition barbare : c'était un mélange de quinquina en poudre, de gentiane, de serpentaire, de valériane, de sulfate de potasse, de magnésie, et de manne, le tout à des doses très-élevées. Il administrait cette potion dans toutes les circonstances possibles, et quelle que fût la maladie.

La réputation de cette boisson s'étendit au loin dans l'intérieur, et à Guadalaxara et à Sayula, on voulut en essayer ; mais les accidents formidables qui se développèrent chez tous ceux qui en firent usage, la firent rejeter comme très-nuisible. Il en a été de même de la médecine Leroy, qui est extrêmement utile dans les pays chauds et humides, et qui produit des affections chroniques, souvent incurables, des entrailles, dans les pays chauds et secs.

Les tisanes doivent être émollientes, acidules, et données en grande abondance. Si dans un accès de fièvre, vous administrez, comme sur les côtes, une tasse de thé, de camomille, ou de fleurs de sureau, la soif et la chaleur augmentent, et la guérison du malade est retardée : les bains d'eau tiède sont extrêmement utiles, ainsi que les fomentations émollientes, les cataplasmes, etc. Répétons ici ce que nous avons dit plus haut à propos de la chaleur humide : c'est qu'il faut avoir égard à la différence des saisons. La médicamentation qu'il est indispensable de suivre dans les mois de février, mars, avril, mai et juin, ne l'est plus autant à l'époque des pluies; car, ainsi que nous l'avons dit à propos de la température, la modification organique n'est plus la même, et partant les besoins sont différents.

L'alimentation doit être aussi bien différente de celle qui est nécessaire sur les côtes; c'est dans les pays chauds et secs, que le régime frugal est le régime par excellence.

Les viandes stimulant trop activement l'estomac, en déterminent les contractions péristaltiques avant l'heure de la chymification complète, sollicitent une sécrétion trop abondante de bile, ou de bile altérée, et passent mal élaborées dans le canal digestif, qui s'irrite, s'enflamme, et de là des diarrhées et des dyssenteries.

Outre leur action locale, le vin et les liquides alcooliques par l'absorption de leurs particules excitantes, et leur mélange avec le sang, augmentent les qualités stimulantes de celui-ci, et déterminent ainsi une accélération de la circulation, une sensation interne de chaleur, en un mot, une irritation très-grande; il en est de même du café et des infusions aromatiques. J'ai vu des individus très-replets maigrir dans l'espace de quelques mois, par l'usage du café : ils se plaignaient d'une chaleur interne qui venait par accès et par bouffées, la plante des pieds et la paume des mains étaient chaudes d'une chaleur mordicante. Les Arabes qui font du café un si grand usage, sont maigres, chétifs et nerveux; pour en corriger les effets, ils boivent de grandes quantités d'eau pure, et observent un régime très-frugal.

En général, les indigènes des pays chauds et secs ont une certaine répugnance pour le vin : mais il ne faut pas en faire honneur à l'instinct secret de l'organisme, car ils se livrent avec excès à l'usage du piment, qui pour eux est extrêmement nuisible. On ne peut se figurer combien il y a dans ces contrées, d'inflammations chroniques de l'estomac et des intestins, causées par l'usage de ce condiment. Aussi, les Européens acclimatés qui n'en font point usage, jouissent-ils d'une santé bien meilleure que les indigènes, pourvu toutefois, qu'ils renoncent à l'usage du vin, des liqueurs et du café.

Des aliments en petite quantité, légers, rafraîchissants et peu nutritifs, des boissons aqueuses et acidules, voilà ce qui est utile dans les pays chauds et secs, parce qu'ils s'opposent éminemment au développement de la diathèse inflammatoire. Au contraire, la médicamentation stimulante, et l'alimentation excitante, riche en matières nutritives, les boissons alcooliques et les liquides stimulants diffusibles sont très-nuisibles.

Il ne faut pas pousser l'antithèse jusqu'à prétendre que les exercices violents, les fatigues vénériennes, de l'esprit, etc., nuisibles dans les pays chauds et humides, parce qu'ils ont une action débilitante, sont favorables dans les pays chauds et secs : dans ces dernières contrées, il ne s'agit pas d'ôter de la force à l'organisme, il faut seulement modifier la composition stimulante du sang. On y parvient aussi bien par le calme des sens et de l'esprit, que par le régime.

Telle est la susceptibilité nouvelle qu'a acquise l'organisme par la modification que lui ont imprimée les climats chauds, secs ou humides; son étude est très-importante, car elle seule peut donner la raison de la différence d'action des agents divers sur l'organisme. On voit comment les auteurs sont dans le vrai, lorsqu'ils disent que la frugalité et l'extrême sobriété sont de rigueur dans les pays chauds, et comment ils sont dans le faux lorsqu'ils proscrivent non-seulement l'abus, mais souvent l'usage des aliments et des boissons stimulants : c'est souvent l'inconvénient de la généralisation que de ne considérer qu'un côté des choses. A chaque climat correspondent les indications particulières du régime hygiénique, et non-seulement à chaque climat, mais encore à chaque saison : car, comme nous l'avons vu, le régime que l'on doit suivre dans la saison sèche des pays de côtes, n'est plus strictement le même que celui de la saison des pluies ; de même que dans les pays chauds et secs, le régime de la saison pluvieuse n'est plus aussi rigide que celui de la sécheresse.

QUATRIÈME PARTIE.

DES CAUSES SECONDAIRES.

Devant les causes générales que nous avons signalées, l'homme est passif, c'est-à-dire que nous avons supposé qu'il subissait leur influence exclusivement à tout autre, sans que par ses actes il tentât de s'y soustraire. La chaleur et ses variations, l'humidité et les miasmes, le modifient tour à tour et l'accablent d'une manière irrésistible, et à laquelle, comme nous l'avons vu, il finit presque toujours par succomber.

Malheureusement ces causes de maladies ne sont pas les seules, et il en est une foule d'autres qui ressortent des actes de l'homme lui-même. Dans des climats plus favorisés, ces actes n'ont qu'une action très-légère ou même insignifiante ; mais dans les pays chauds, ils ajoutent à l'intensité des causes générales, de sorte qu'ils suffisent souvent à déterminer une affection qui sans eux ne se serait pas développée. En d'autres termes, l'homme trouve les causes principales de ses affections dans des influences climatologiques, sur lesquelles il n'a aucun pouvoir, et par ses actes il s'en crée d'autres, secondaires, qui s'ajoutent aux premières, et dont il pourrait se garantir. Un exemple éclaircira ce que nous venons d'énoncer.

Un individu, indigène ou Européen acclimaté, respire les effluves d'un marais, après un bon repas; il ne tombe pas malade. Le lendemain, il s'expose de nouveau aux émanations miasmatiques, mais l'estomac vide; la maladie l'attaque avec violence. Certes, la vacuité de l'estomac est une circonstance en elle-même insignifiante; mais comme le besoin de réparation entraîne une absorption plus active, il en résulte que, ceux qui vont à jeun, respirer l'air des marais, sont beaucoup plus exposés que s'ils y allaient l'estomac bien rempli. Le fait d'être à jeun devant les émanations délétères est donc une cause secondaire de maladies dans les pays chauds.

Il en est de même d'une foule de circonstances qui, les unes, augmentent l'intensité de la chaleur de l'humidité et des miasmes, et les autres prédisposent davantage l'organisme à succomber sous l'action de ces causes principales. Ces circonstances se trouvent dans tous les actes de l'homme, il nous faut donc les recherches dans le domaine de l'hygiène privée.

Nous examinerons ce qui dans l'habitation, dans la nutrition, les vêtements, les professions et les coutumes diverses, etc., peut, dans ces contrées, contribuer d'une manière quelconque à la formation des maladies.

Faisons bien observer que nous ne traiterons que des choses nuisibles qu'un simple particulier peut éviter, car il en est beaucoup d'autres qui, quoique l'œuvre de l'homme, doivent être acceptées telles qu'elles sont, sans possibilité de les réformer. Par exemple, la situation d'une ville : un individu obligé d'y vivre, doit nécessairement subir les conséquences qu'entraîne sa situation. Mais dans cette ville il peut choisir l'endroit et la maison dans des circonstances qui ajoutent à l'intensité de la chaleur, de l'humidité ou des miasmes. Il est donc important de signaler ces diverses circonstances, afin qu'il puisse, en changeant de demeure, les éviter.

Notre but est d'établir un aperçu des causes de maladies qui résultent de l'application mal entendue de l'hygiène. Ces causes doivent être divisées en deux catégories. La première comprend celles qui ajoutent à l'intensité de la chaleur, de l'humidité et des miasmes, et la seconde renferme celles qui exercent sur l'organisme une influence qui le rend plus prédisposé à succomber sous l'action des causes premières.

CHAPITRE I[e]. — DES CAUSES SECONDAIRES QUI AJOUTENT A L'INTENSITÉ DE LA CHALEUR, DE L'HUMIDITÉ ET DES MIASMES.

L'habitation.

Dans un grand nombre de villes des tropiques, les rues sont droites, larges et orientées aux quatre points cardinaux. A l'époque de l'année où le soleil est vertical, celles qui vont de l'est à l'ouest sont, depuis le matin jusqu'au soir, continuellement sous le feu de ses rayons. Il en résulte, pour le sol, un accroissement extrême de chaleur.

Le degré de température que le sol de ces rues

acquiert ne peut être comparé à la chaleur de la terre en rase campagne où l'air est libre, se renouvelle facilement et tempère ainsi quelque peu l'effet des rayons du soleil. D'ailleurs, la végétation sèche ou vivace absorbe le calorique bien mieux que le sol éminemment réflecteur des rues pavées, dallées ou à terre sèche et battue continuellement par les pieds des passants.

L'augmentation extrême de la chaleur détermine une raréfaction de l'air de la rue; il se produit alors un courant assez fort venant de l'intérieur des maisons du côté nord où le soleil ne donne point et où, par conséquent, la chaleur est moindre.

Les rues qui vont du nord au sud ont cet avantage que toujours un de leurs côtés est à l'ombre, aux heures extrêmes de la journée, le côté oriental, le matin; le soir, le côté occidental. La moyenne de la température doit donc être moins élevée que celle des rues que le soleil échauffe continuellement puisqu'elle est prise à la fois de l'ombre et du soleil.

Mais les rayons solaires pénètrent le matin dans l'intérieur des maisons qui regardent à l'est, le soir dans celles qui regardent à l'ouest. Comme le maximum de la température accumulée du jour est généralement vers trois heures du soir, il en résulte que les maisons qui sont exposées à l'ouest sont bien plus chaudes que celles qui regardent le côté opposé; et comme le minimum de la température est, en général, vers quatre ou cinq heures du matin, il en résulte encore que leurs habitants ont à subir la plus grande étendue possible des variations.

Le côté oriental est favorisé par une plus grande égalité de la température à laquelle s'ajoute l'avantage de voir se dissiper sous les premiers rayons du soleil, l'humidité et les vapeurs de la nuit, et d'assurer ainsi la sécheresse de l'habitation.

Les maisons qui regardent le nord sont favorisées par la plus grande constance possible dans la température intérieure, mais il y a cet inconvénient qu'il existe une transition trop étendue entre celle-ci et celle du dehors. La différence peut être de sept ou huit degrés, ainsi que nous l'avons observé plusieurs fois (1).

(1) Il y a, à Mazatlan, des maisons situées au nord, et construites de telle sorte qu'il est impossible d'y entrer sans éprouver un refroidissement considérable, cause, pour le moins, d'un fort rhume. Il en est une dont, en tout temps et en toutes saisons, les locataires ont été malades. On aurait fini par l'abandonner entièrement si le propriétaire n'avait fait ouvrir des croisées au sud, et changer la toiture.

Celles qui regardent le midi sont de véritables fournaises, car le soleil entre obliquement, par les ouvertures, le matin et le soir; à midi il pénètre directement et d'autant plus qu'il est plus éloigné du zénith, d'où il résulte que ce sont celles qui reçoivent la plus grande somme de rayons solaires à toutes les époques de l'année.

On comprend aussi que plus les rues sont larges, et les maisons sont basses, plus le soleil a d'accès.

Dans des contrées où la température, pendant huit mois de l'année, est de trente à quarante degrés Réaumur, le choix d'une demeure qui par sa situation n'augmente pas la somme de chaleur que l'on a à endurer est très-important. Un, deux ou trois degrés de plus ont une influence très-grande sur la santé.

En considération de ce fait, on doit donc éviter de demeurer dans les rues qui vont de l'est à l'ouest, parce que leur sol acquiert par le séjour continuel du soleil, une chaleur intense, chaleur qui convertit les maisons qui regardent le sud en de véritables étuves, et qui, par opposition, rend celles exposées au nord trop fraîches pour la personne qui arrive échauffée du dehors.

On doit éviter de même d'habiter les maisons

exposées à l'ouest, parce qu'on y subit les variations les plus extrêmes de la température.

L'habitation à laquelle on doit donner la préférence est celle qui est située à l'est : à l'avantage d'être visitée par les premiers rayons du soleil qui dessèchent la rosée et dissipent les brumes du matin, se joint une égalité de température telle qu'on n'a point à redouter ces transitions brusques du chaud au frais que les autres habitations présentent le plus souvent.

Si les rues, au lieu d'être orientées aux quatre points cardinaux, leur étaient obliques, ce serait l'exposition nord-est qu'il conviendrait de choisir.

Les rues sinueuses, étroites, où le soleil ne pénètre que par intervalles, sont celles qui réunissent les conditions les plus favorables à la santé, à cause de l'égalité de la température du dehors et celle de l'intérieur des maisons. C'est un grand défaut dans les villes modernes des pays chauds que la régularité et la largeur des rues : le soleil a trop d'accès, et la chaleur y est bien plus forte qu'en plein champ. Les quartiers neufs bâtis par les Français à Alger, sont beaucoup plus chauds que les parties anciennes de la ville ; là les rues sont très-étroites, sinueuses, et le soleil n'y pénètre qu'à peine, une fraîcheur agréable y règne constamment, favorable quand la ville entière était bâtie sur le même plan, mais pernicieuse maintenant quand l'on arrive tout échauffé d'une promenade dans les quartiers nouveaux.

Dans cette question comme dans beaucoup d'autres qui touchent à l'hygiène des pays chauds, on a voulu mettre en pratique les idées européennes, relatives à la ventilation des rues et à l'architecture des maisons : il n'était point nécessaire de se préoccuper du renouvellement de l'air, car il se fait très-facilement par la différence de température du faîte des maisons avec le sol de la rue, ce qui détermine un courant ascendant bien suffisant, au moyen duquel l'air se renouvelle sans le secours des coups de vent, qui remplissent les maisons de poussière (1).

Quant à la construction des édifices privés, notre besoin d'une existence extérieure nous a fait une loi

(1) Un des inconvénients des rues étroites, que l'on a signalé avec le plus d'instance, et auquel on a voulu obvier, c'est l'humidité constante qui y règne et que les immondices qui s'accumulent si facilement rendent miasmatique ; mais il est facile d'y remédier au moyen de mesures de police qui obligeraient les habitants à nettoyer deux ou trois fois par jour le devant de leurs demeures.

d'ouvrir des fenêtres sur la rue, d'où nous tirons la lumière, la vue, la respiration et aussi la somme la plus forte de chaleur qui puisse s'y produire. Les maisons des Maures, au contraire, n'ont point d'ouvertures sur la rue : c'est de la cour intérieure avec son jet d'eau au milieu, et ses arbres que viennent l'air et la lumière ; les bâtiments forment un quadrilatère aux quatre côtés de la cour ; à tous les étages se trouvent des galeries défendues par des rideaux ou des jalousies contre les ardeurs du soleil, de telle sorte que celui-ci ne pénètre pas dans les appartements.... Au reste, il n'est pas nécessaire de nous appesantir davantage sur les particularités de la structure des maisons arabes, car tout le monde a éprouvé qu'elles sont constamment fraîches, tandis qu'on étouffe dans les maisons françaises. Dans les vieux quartiers, la fraîcheur est égale partout, dans la rue comme dans la maison ; dans les nouveaux, la chaleur est aussi forte au dedans qu'au dehors (1).

L'orientation vicieuse n'est pas le seul élément

(1) Un grand avantage de l'étroitesse des rues, dans les pays chauds, consiste en la facilité d'arc-bouter les maisons les unes contre les autres au moyen de poutres transversales : ce qui est un puissant obstacle aux éboulements produits par les tremblements de terre.

étiologique morbide que présente la demeure dans les pays chauds; il est une autre circonstance à laquelle doit être subordonnée la première : je veux parler de la direction que présentent les ouvertures des maisons, qui, béantes, reçoivent les particules miasmatiques que leur apportent les vents, les brumes et les vapeurs qui s'élèvent des lieux infects. Chaque région, chaque localité est exposée à l'action d'un vent dominant, dans la saison sèche, et d'un vent contraire dans la saison humide. On pourrait déjà émettre ce principe général, que l'on devra choisir les quartiers exposés à l'action du vent de la saison sèche; mais la configuration des lieux, leur hauteur, la nature des terrains environnants font varier à chaque instant les indications. Pour telle localité, le vent siccatif de la saison sèche devient l'agent actif d'affections palustres, parce qu'il a dû passer sur des marécages, avant de souffler sur la ville, tandis que l'air humide de la saison pluvieuse ne présente aucune altération dans sa composition. Ainsi le vent de nord-nord-ouest, qui donne le signal de la cessation des maladies pour les côtes occidentales du Mexique, engendre au contraire ces maladies, dans la ville de Tépic, parce qu'il passe sur la lagune immense qui est au nord de cette localité, qu'il se charge de ses émanations et vient les porter dans les demeures exposées à son souffle. De même, les vents d'ouest du Sénégal apportent, il est vrai, la chaleur et l'humidité, mais ne peuvent nuire que par ces propriétés aux populations soumises à son influence. Cependant, l'hôpital de Saint-Louis est dans une position très-défavorable, parce que les vents d'ouest ou de sud-ouest, avant d'y arriver, ont dû souffler sur un village noir nommé Guet'n'dar et sur un cimetière noir. (1) De plus, les maisons qui environnent l'hôpital, reçoivent les émanations qui s'élèvent des malades, de leurs déjections, etc.

Il est donc impossible d'établir une règle générale qui serve de guide dans le choix de l'exposition du quartier que l'on veut habiter. Il faut étudier avec soin les circonstances diverses qui entourent la ville, le quartier, et même la maison, et se diriger sur ce fait que l'expérience de tous les temps a sanctionné, que la demeure la plus saine est celle qui reçoit non pas le vent sec ni le vent humide, mais le vent le plus pur de particules miasmatiques.

(1) Thévenot, *loc. cit.*, p. 344.

Édifices privés.

Ce qu'il est le plus important de considérer dans le choix d'une maison, c'est, en même temps que son orientation et son exposition, la qualité du plancher et sa toiture. Son architecture et les matériaux qui ont servi à sa construction viennent en second ordre, relativement à leur influence sur la santé.

Toiture.

En général, dans les pays chauds, les maisons sont couvertes de trois manières différentes : de chaume, de tuiles, ou d'une terrasse à l'italienne, c'est-à-dire, une couche de briques recouverte d'un mortier poli, le tout reposant sur des poutres transversales qui lient les deux murs principaux.

La toiture de chaume ne laisse pas passer l'eau ni l'air quand elle est bien faite, mais elle absorbe à un haut degré le calorique et communique à l'intérieur de la pièce qu'elle couvre une chaleur extrême. De plus, quelque soin que l'on ait apporté à sa construction, il y a constamment des jours, à son point d'intersection avec les murs qui la soutiennent, de telle sorte que dans le temps de la fraîcheur des courants d'air très-forts venant de l'extérieur rendent, à cette époque de l'année, les maisons ainsi couvertes extrêmement fraîches : elles réunissent donc par le fait de la toiture de chaume les deux extrêmes de la température, très-élevée l'été et très-basse dans la saison fraîche.

Les tuiles dont on se sert dans les pays chauds, ne sont pas plates mais en forme de segments de cylindre, qui ne s'appliquent pas exactement les uns sur les autres, et laissent des intervalles nombreux, par lesquels l'air du dehors est en communication avec celui du dedans. Le soleil les échauffe à un degré extrême que plusieurs fois j'ai vu monter jusqu'à 48 degrés Réaumur; et comme elles ne reposent que sur des lattes très-écartées, et qu'il n'y a point de plafond, elles communiquent toute leur chaleur à la pièce qu'elles abritent : il est vrai qu'il se détermine alors un courant ascendant d'air; mais comme il se fait avec l'air échauffé du dehors, la chaleur n'en est modérée d'aucune façon. Le jour, ces maisons sont donc excessivement chaudes. La nuit, au contraire, la température du dehors étant inférieure à celle du dedans, il se produit un courant d'air descendant qui, par son action constante, refroidit considérablement l'intérieur de la maison. Comme celles de chaume, les maisons couvertes de tuiles présentent donc cet inconvénient, d'une chaleur excessive le jour, et d'un refroidissement quelquefois considérable la nuit.

La toiture de briques recouvertes de mortier, est infiniment préférable à celles que nous venons d'énumérer. Le mortier blanc, poli, réfléchit plutôt qu'il n'absorbe la chaleur solaire; d'ailleurs, il n'en est point pénétré dans toute son épaisseur, et la température intérieure se maintient égale à celle du dehors; il en est de même la nuit, car le toit ne présentant aucune espèces d'ouvertures, il ne s'établit point de courant d'air refroidissant. C'est ce genre de toiture qui présente le plus d'avantages, c'est celui qu'on devra toujours préférer, à l'exclusion des deux autres qui présentent les inconvénients réunis de l'augmentation de la chaleur et de ses variations brusques.

Plancher.

Il y a plusieurs sortes de planchers, la terre nue, les briques, la faïence, le bois et le bitume. Mais avant tout, il est nécessaire d'étudier l'emplacement sur lequel la maison est assise.

Les demeures situées sur le versant ou au pied d'une colline ont toujours, quoi qu'on fasse, leurs planchers excessivement humides. L'eau, qui tend à reprendre son niveau, y arrive par l'infiltration et envahit complétement le sol.

Celles donc qui n'ont d'autres planchers que la terre nue, comme toutes les maisons de chaume, demeures habituelles des pauvres, se convertissent, après les grandes pluies, en de véritables mares. En visitant des malades dans ces tristes réduits, nous avons dû souvent faire poser des pierres de distance en distance, afin d'arriver à pied sec jusqu'au lit du malheureux obligé de subir sa maladie dans un lieu pareil.

Les maisons dont le plancher est de briques (1) deviennent aussi très-humides ; mais au moins y a-t-il cet avantage, qu'on peut les essuyer au moyen de filasses, d'herbes ou d'éponges, et qu'ainsi, peu d'heures après la pluie, elles sont moins humides ; tandis que dans les premières, la terre se ramollit, devient boueuse, et une humidité très-grande se conserve jusqu'à ce qu'une nouvelle averse vienne l'augmenter encore.

(1) Au Mexique, les briques sont en général mal faites, mal cuites, et très-poreuses ; on les place à plat, et non de champ.

Le plancher de bois, sous lequel on a ménagé un espace suffisant pour n'être pas en contact avec le sol, est sans contredit meilleur ; cependant, dans la circonstance que nous venons d'indiquer, l'humidité du sol durant beaucoup plus longtemps, par cela même qu'elle n'est point soumise à l'action siccative de l'air libre, finit par le pénétrer, le faire jouer et ouvrir des fentes par lesquelles des miasmes s'échappent.

L'emplacement si vanté de la demeure sur le versant d'une colline est donc extrêmement pernicieux, lorsque la maison ne se compose que d'un rez-de-chaussée sans cave.

Un terrain plat et découvert est le lieu le plus favorable à l'emplacement de l'habitation. Mais ici se présentent d'autres considérations. Les couches d'eau souterraine ont, selon leur profondeur, une influence très-considérable sur la salubrité du lieu. En général, les puits sont un bon indicateur de leur situation précise : sont-ils profonds, la couche d'eau est profonde et le sol plus sec ; sont-ils à une profondeur moindre, la couche d'eau est plus voisine du sol : j'ai vu souvent l'eau des puits, après des pluies torrentielles, monter jusqu'au niveau de la terre. On peut juger par là du degré d'humidité dont sont imprégnées les demeures bâties sur ces terrains.

C'est dans cette circonstance que le plancher a une influence très-grande, comme adjuvant, palliatif ou correctif de l'humidité. Tout ce que nous avons dit plus haut, à propos du plancher des maisons situées sur le versant des collines, s'applique à celui des maisons situées sur les terrains humides. Formé de briques, il n'est plus boueux, mais est toujours pénétré d'eau ; construit en bois, le corps n'est plus, il est vrai, en contact immédiat avec l'humidité, et c'est un grand avantage ; mais le séjour prolongé de l'eau sous cette espèce de socle amène sa corruption et le dégagement de miasmes. Le plancher de faïence, usité par les Orientaux, d'un grain beaucoup plus serré que la brique, ne se laisse pas pénétrer par l'humidité souterraine ; il en est de même d'un mélange de bitume et de sable dont on fait usage dans certaines localités : ces deux sortes de planchers sont donc les seuls qui atténuent autant que possible la fâcheuse influence d'un terrain humide ; ils devront toujours être préférés.

Mais les couches d'eau superficielles ne sont pas toujours très-étendues en largeur ; ainsi, dans une localité, on en trouve dans un quartier et on n'en trouve pas dans un autre (1). Il est donc possible d'éviter leur influence.

Supposons maintenant que l'emplacement est le plus favorable, par sa situation sur un terrain plat et par l'éloignement des couches d'eau souterraine.

Dans le temps de la sécheresse, il ne résulte aucun inconvénient ni aucun avantage important de la qualité du plancher. Mais, dans le temps des pluies, l'humidité gagne de proche en proche et envahit le plancher de terre nue; les planchers de briques sont moins humides, ceux de bois le sont encore moins, et ceux de faïence et de bitume sont très-secs. Dans la ville de Tépic, on établit le plancher de la manière suivante : on fait une excavation d'un demi-mètre à un mètre, et on la remplit de cailloux, de sable, ou plus souvent de pier-

(1) A Mazatlan, par exemple, on les observe dans les quartiers de l'Astillero et de la Laguna, tandis que dans les autres parties de la ville, elles sont plus profondes : elles sont quelquefois à des distances très-rapprochées les unes des autres. L'eau du puits de la maison que j'habitais était à la profondeur de cinq mètres, et celle du puits de la maison d'en face, située sur les bords de la Lagune, était à fleur de terre. Ceci dépend de la nature des terrains. Ma maison était bâtie sur le roc, et l'autre sur un terrain meuble.

res ponces, en l'élevant de quelques pouces au-dessus du niveau du sol. On recouvre en briques : rien n'est plus sec que ce sol artificiel (1).

On voit que la considération de la qualité du plancher est très-importante (2), en ce sens que de sa nature dépend la sécheresse ou l'humidité de l'habitation, comme de l'exposition et de la toiture dépendent la chaleur extrême et ses variations, ou son uniformité.

Maisons à étage.

Les maisons à étage ont de grands avantages sur celles à rez-de-chaussée : la température de leur

(1) Disons de plus, pour ne rien négliger, que les planchers de terre nue favorisent extrêmement l'éclosion des larves, des œufs des insectes, tels que puces, punaises, moustiques, et que de là sortent ces innombrables quantités de larves voraces qui détruisent en quelques mois des chargements entiers de marchandises. Les rats et les souris s'y multiplient extraordinairement par la facilité de se creuser des galeries souterraines, ce qu'ils font, du reste, aussi, avec les planchers de briques et de bois. Les planchers de faïence et de bitume sont encore les meilleurs en cela, car ils ne laissent rien passer. On a remarqué à Alger que les maisons bâties par les Français sont infestées de souris, tandis que celles des Maures, dallées en porcelaine avec un revêtement de la même substance à la hauteur d'un mètre, sur les murs, en sont totalement exemptes.

(2) Il s'agit bien entendu de rez-de-chaussée sans cave, ce qui est ordinaire dans l'Amérique espagnole.

rez-de-chaussée est bien plus égale, parce qu'il est à l'abri du soleil qui n'échauffe plus que le toit de l'étage supérieur; d'un autre côté, l'étage est à l'abri des inconvénients d'un terrain humide et d'un mauvais plancher, puisqu'il en est séparé par toute la hauteur des pièces du dessous : le rez-de-chaussée et l'étage sont donc préservés, l'un par l'autre, d'une des deux principales circonstances qui peuvent rendre une habitation malsaine.

La ventilation se fait, plus facilement dans la partie supérieure de la maison, la lumière y est plus vive, et il y a moins de moustiques qu'en bas; mais aussi, lorsque vient la saison de la fraîcheur, les vents prédominants la rendent extrêmement fraîche, et il y a une très-grande différence entre sa température et celle du rez-de-chaussée, où le vent a moins d'accès : de là des indispositions fréquentes. Les maisons à étage doivent donc être habitées au rez-de-chaussée dans la saison fraîche et sèche, et au premier dans la saison chaude et pluvieuse (1).

(1) «A Saint-Mary's-Bathurst, la garnison, quoique composée de soldats noirs, n'habite pas le rez-de-chaussée de la caserne : on a reconnu le danger des logements placés au niveau du sol. » Vene, *Rapport sur les établ. angl. de la Gambie,* cité par Amédée Tardieu (*L'Univers,* art. *Sénégal*, p. 112).

Les habitations des pauvres, dans l'Amérique espagnole, et les hôtelleries, présentent une disposition qui contribue beaucoup à l'augmentation de la chaleur et à la viciation de l'air : ce sont, en général, de grands bâtiments qui sont divisés en un certain nombre de compartiments (1) qui n'ont pas d'autre ouverture que la porte par laquelle on y entre. Dans ces réduits, on dort, on mange, on y fait la cuisine et on y lave; pour y voir clair le jour, il faut tenir la porte ouverte; il est impossible ainsi de se défendre de l'accès du soleil et de l'air chaud du dehors; lorsqu'il pleut, la pluie pénètre, sous peine, en fermant la porte, de se condamner à une obscurité complète; la nuit, cette unique ouverture étant close, la chaleur augmente, car l'air, qui ne se renouvelait qu'avec difficulté pendant le jour, ne trouve plus d'issue. Cette disposition de l'habitation, commune aussi aux maisons de chaume des Indiens, entraîne un grand nombre de maladies. Quand on y entre le matin, on est suffoqué par les exhalaisons chaudes qui émanent d'un lieu où une famille entière a passé la nuit, corrompant, par la respiration et les éma-

(1) Cuartos redondos.

nations corporelles, un air déjà vicié par les actes divers du ménage auxquels on s'est livré dans la journée. Lorsqu'une épidémie doit régner dans une localité, c'est en général sur les habitants de ces demeures qu'elle sévit d'abord. Il faut noter aussi qu'elles ont presque toujours un plancher de terre nue ou de briques.

Couleur des maisons.

En général, on a l'habitude, dans les pays tropicaux, de blanchir à la chaux, l'extérieur des maisons. Cette coutume a plusieurs inconvénients. D'abord, elle augmente considérablement la chaleur des rues par la réflexion des rayons du soleil. Lorsqu'on marche le long des maisons, vers deux heures de l'après-midi, la chaleur qui émane de ces murs blancs devient bientôt intolérable, et on est obligé de prendre le milieu de la rue. Un autre inconvénient résulte de l'éclat extrême que prennent les rayons du soleil réfléchis par une surface blanche. Lorsqu'on est chez soi, il est impossible de se mettre à la fenêtre sans être ébloui par la lumière vive qui jaillit de la maison d'en face.

Quoique dans les pays chauds et humides les maladies des yeux soient assez rares, contrairement à ce qui s'observe dans les pays chauds et secs, où elles le sont moins, ce qui tient à la disposition inflammatoire de l'organisme en général, je pense cependant que cette excessive clarté contribue beaucoup à débiliter la vue. Il est impossible de lire ou d'écrire quelques heures sans avoir les yeux très-cernés. Les anciens Espagnols étaient bien mieux avisés que leurs modernes descendants. Ils peignaient l'extérieur de leurs maisons en rouge ocreux; un grand nombre de couvents présentent encore à l'extérieur cette coloration. La chaleur n'est plus aussi forte, et les organes de la vision ne sont plus assaillis par ces flots de lumière blanche qui les fatiguent.

Il ne suffit donc pas à l'homme d'être soumis à la somme de chaleur, de variations de la température, d'humidité et de miasmes propres à un climat; il faut encore qu'il y ajoute par le mauvais choix de l'emplacement de sa demeure, par son exposition, par la disposition de la toiture, par la nature du plancher, par la couleur qu'il lui donne à l'extérieur, en un mot, par tout ce qui peut contribuer encore à augmenter l'intensité de la température, de ses variations et de l'humidité miasmatique.

Je demande si un homme qui habite une maison exposée au midi, fournaise dévorante, ou au nord, où la température est trop différente de celle de l'air extérieur, ou à l'ouest, qui subit ses variations extrêmes dans les vingt-quatre heures ; recevant par ses ouvertures les bouffées d'un vent miasmatique ; située sur un terrain humide, sans autre plancher que la terre nue ou des briques poreuses où l'eau séjourne et se décompose, sans autre toiture que du chaume ou des tuiles, qui communiquent par le contact immédiat à l'air intérieur toute la chaleur accumulée d'une journée de soleil ardent, et qui, la nuit, laissent un libre passage à l'air chaud du dedans qui s'échappe au dehors et est remplacé par un air froid, ce qui de très-chaude qu'elle est le jour, la convertit en très-fraîche la nuit ; ou bien, défendue par un bon toit de briques, mais n'ayant d'autre ouverture qu'une porte qu'il faut tenir ouverte le jour, et par où entre le soleil et l'humidité, qu'il faut fermer la nuit, et alors on y étouffe, car l'air vicié par la respiration, les émanations corporelles et les pratiques diverses du ménage ne peut plus être renouvelé; d'où enfin, on ne peut, sans fatigue, lever les yeux sur la maison voisine resplendissante par sa couleur blanche, sur laquelle les rayons du soleil se réfléchissent; je demande, dis-je, si un homme qui habite une demeure pareille, qui est soumis à une pareille aggravation des mauvaises influences, n'a pas cent fois plus de raisons d'être malade, que celui qui vit dans des circonstances contraires, par conséquent favorables, et n'a à lutter que contre celles qui sont propres au climat et à la localité.

C'est ce que l'observation confirme tous les jours. Partout, dans les pays chauds, la maladie sévit de préférence sur les habitants des demeures placées dans les conditions que nous venons d'énumérer.

Un individu a vécu jusqu'à présent dans une maison bien exposée, bien située et bien bâtie, et il n'a jamais ressenti l'influence du climat. Vient-il à changer d'habitation, bientôt il tombe malade. On s'en prend à l'influence pernicieuse du climat, c'est la demeure nouvelle qu'il faudrait accuser. Les causes générales n'avaient point suffi à produire la maladie; mais les causes secondaires résultant de l'habitation, causes dont l'influence dans des pays tempérés eût été presque nulle, font ici l'office de la goutte d'eau qui fait déborder le vase déjà plein. Il faut donc porter la plus grande attention au choix de la demeure. Examinez bien son exposition, son emplacement, sa construction, en un mot, soyez bien logé, et vous n'aurez plus qu'à combattre les ennemis du dehors, sans être exposé à succomber sous les coups de ceux qui, à votre insu, vous attendent dans une autre demeure.

Du coucher. — De l'usage des matelas de laine ou de plumes.

Dans la saison chaude, la température est quelquefois assez élevée, la nuit, pour qu'il soit difficile de se livrer au sommeil; on doit donc chercher tous les moyens de diminuer la somme de température, sans toutefois que leur emploi puisse être préjudiciable à la santé. Les Européens, habitués dans leur pays à dormir sur les matelas de laine, ne se résignent que difficilement à faire usage des cadres de toile ou des nattes, comme le font en général les indigènes.

La chaleur que l'on endure sur les matelas est extrêmement intense; le sommeil devient difficile, inquiet, agité; le côté du corps, en contact avec la laine, s'échauffe trop vite ; on est obligé de se retourner sur l'autre côté, afin de se rafraîchir, et la nuit se passe dans ces évolutions ; la sueur ruisselle et une soif vive se déclare. L'influence du coucher sur la santé est telle, que dans la saison chaude, les personnes qui dorment sur des lits trop chauds, ne tardent pas à manifester des signes de malaise très-grand et quelquefois des maladies.

Les literies de toile ou de nattes sont, au contraire, extrêmement favorables dans le temps de la chaleur, car ils n'ajoutent pas à la température que le corps a à supporter, et le sommeil est bien plus calme et plus rafraîchissant.

Je m'étonne que les soldats du Sénégal et des Antilles se résignent à dormir sur des matelas de laine dans l'hivernage, et je crois que si l'on y faisait bien attention, on arriverait à la connaissance de contraventions dangereuses qu'ils doivent commettre pour se soustraire à cet excès de température : j'en parle par expérience, car j'ai vu très-souvent au Mexique, des soldats malades à l'hôpital, où ils ont un matelas, attendre que les gardiens soient occupés à autre chose qu'à les surveiller, pour se lever et se coucher par terre, au risque d'être attaqués de coliques sèches, de diarrhée ou de dyssenterie. C'est donc, à mon avis, user d'une précaution nuisible, que de les forcer à coucher sur la laine dans la saison la plus chaude de l'année : il n'en est pas de même dans la saison fraîche et à la fin de l'hivernage, car la température de la nuit est très-basse comparativement, et il est nécessaire de ne point exposer le corps à des refroidissements souvent dangereux.

Des moustiquaires d'un tissu trop serré.

Voici une circonstance qui paraîtra peut-être insignifiante à beaucoup de personnes, mais qui a sur la santé de l'habitant des pays chauds une énorme influence. On sait que les moustiquaires sont des rideaux en forme de sac, d'un tissu léger, perméable à l'air, et dont l'utilité consiste à opposer un obstacle au passage des moustiques et autres insectes ailés dont les piqûres douloureuses troublent le sommeil. Quelques personnes malavisées ou par économie, se servent de rideaux d'un tissu trop serré, à travers lequel l'air pénètre difficilement, et qui ne laisse point passer au dehors les produits des émanations cutanées et de la respiration. La chaleur dans les lits ainsi couverts est extrêmement intense, la sueur ruisselle de toutes parts, la respiration est saccadée, et des cauchemars fréquents viennent interrompre le sommeil. Les pauvres indigènes qui ne peuvent acheter des rideaux de gaze légère, préfèrent s'exposer sans défense aux piqûres des moustiques, que de se servir de moustiquaires de cotonnade ou de mousseline serrée; ils agissent très-bien, car ceux qui persistent dans l'emploi de ces rideaux ne tardent point à perdre le sommeil et l'appétit, leur figure est tirée, leur teint jaunît, et bientôt ils tombent malades.

CHAPITRE II. — DES CAUSES SECONDAIRES

QUI EXERCENT SUR L'ORGANISME UNE INFLUENCE QUI LE REND PLUS PRÉDISPOSÉ A SUCCOMBER SOUS L'ACTION DES CAUSES PREMIÈRES.

Cet ordre de causes secondaires est très-considérable; il embrasse tout ce qui ressort des actes de l'homme, depuis l'alimentation et les vêtements jusqu'aux coutumes et aux professions. L'action de ces causes est diverse et très-complexe, de telle sorte qu'une classification irréprochable est très-difficile.

Les unes ont pour effet d'augmenter la modification organique produite par la chaleur humide. Par exemple, certains aliments ajoutent à l'atonie de l'appareil digestif; les autres déterminent l'explosion d'une inflammation qui n'attend qu'une occasion légère pour se produire, sourdement fomentée qu'elle est par l'action sur l'organisme de la chaleur sèche, comme les aliments et les boissons stimulants dans les climats secs; d'autres causes sont des agents producteurs de variations dans la température propre du corps : ce sont celles qui ressortent du vêtement, de certaines pratiques ou coutumes; une dernière catégorie, enfin, a pour effet de mettre l'organisme dans la circonstance la plus favorable à l'absorption des particules miasmatiques; elles se trouvent aussi dans des actes, des coutumes et des professions de diverse nature.

Il ne faut pas confondre dans cette dernière catégorie de causes, les états nouveaux de l'organisme produits par les causes précédentes, états nouveaux qui, à leur tour, sont suivis d'effets secondaires. Ainsi l'augmentation de l'atonie de l'appareil digestif amène souvent à sa suite la diarrhée, la dysenterie et la fièvre intermittente; il en est de même du refroidissement occasionné par un acte quelconque. Il serait donc logique de dire que ces états actuels de l'organisme le prédisposent à l'infection palustre, et on serait tenté de les ranger parmi les causes prédisposantes à cette infection.

Mais cette dernière catégorie ne se compose que de faits spontanés qui ont une action directe, prédisposante à l'absorption paludéenne, et non des états divers de l'organisme produits par les causes des autres catégories et hors de l'atteinte de la volonté de l'homme qui les subit nécessairement, sans qu'il lui soit possible de les éviter.

Ces états divers, une fois produits, nous les suivrons dans toutes leurs conséquences, en ayant soin de signaler leur enchaînement, afin que, par exemple, lorsque nous dirons que la diarrhée, la dyssenterie, la fièvre intermittente, suivent l'atonie de l'appareil digestif, les boissons aqueuses qui produisent cette atonie, ne soient pas, par déduction syllogique, accusées de causer ces affections; ce qui serait une erreur absurde. Ceci convenu, nous allons passer à l'étude des causes de la première classe.

SECTION Ire. — DES CAUSES SECONDAIRES QUI AUGMENTENT LA MODIFICATION ORGANIQUE PRODUITE PAR LA CHALEUR HUMIDE.

Aliments. — Maïs.

Il doit sembler étrange de trouver cet aliment au nombre des agents de maladie dans les pays chauds : avec le riz, il forme la base de l'alimentation en Afrique et en Amérique. D'un usage aussi étendu, il est naturel de conclure qu'il ne contient rien de malfaisant, et que l'on doit continuer de mettre à profit ses qualités nutritives ; cette conclusion est, certes, très-légitime, mais elle ne s'applique qu'au maïs (de quelque part qu'il vienne), que l'on consomme dans les pays chauds et secs. Dans les pays chauds et humides, au contraire, j'avance que cette céréale est nuisible, non point activement, par des propriétés délétères, mais par l'absence de certaines qualités, ou, si l'on veut, à cause de l'état organique de l'homme dans ces contrées. Mais voyons d'abord sous quels états on le mange et quelles préparations on lui fait subir.

Dans un grand nombre de contrées tropicales, et particulièrement en Amérique, on mange le maïs sous deux états, l'un de maturité incomplète, l'autre de maturité complète : dans le premier état, les parties féculentes ne sont pas encore formées, et ce n'est qu'un fruit aqueux, assez semblable, pour le goût, aux petits pois ; on le fait rôtir sans l'égrener, et lorsqu'il est bien doré, il est à son point et on le mange chaud. Un autre procédé consiste à le faire bouillir pendant plusieurs heures dans le pot-aufeu, auquel il communique une saveur assez agréable; ou bien on l'égrène, et on l'accommode de différentes manières, comme on le fait des haricots verts et autres légumes. Quelle que soit la préparation qu'on lui ait fait subir, voici ce que l'on remarque chez les personnes qui en ont mangé : sensation de poids à l'estomac, gonflement, renvois fréquents, salivation abondante. Ces symptômes d'une digestion pénible s'arrêtent là, si l'on a mangé du piment, ou bu du vin ou des liqueurs; ils continuent, augmentent et se terminent par des évacuations abondantes, si on a bu de l'eau ou du lait. C'est généralement en juillet et en novembre, que l'on mange le maïs à cet état; les indigènes en sont très-friands, ils en mangent à toutes les heures de la journée, perdent l'appétence d'autres aliments, et finissent par succomber aux influences miasmatiques ambiantes, épuisés qu'ils sont, par les fréquents retours des évacuations que l'usage de cet aliment détermine.

Lorsque le maïs est complétement mûr, il est soumis à des préparations diverses qui ne modifient point d'une manière sensible son action sur l'estomac. Les nègres le torréfient, puis l'écrasent grossièrement entre deux pierres; ils le mangent ainsi sec, ou délayé dans une petite quantité d'eau. Dans quelques parties de l'Amérique méridionale, on le réduit en farine, que l'on délaye avec de l'eau, la pâte s'étend en galettes que l'on fait cuire au four, ou rôtir; l'on en fait aussi des bouillies épaisses (*polenta*). Dans le Mexique, les indigènes ont conservé la méthode usitée par leurs ancêtres : on fait macérer le maïs dans l'eau de chaux pendant un laps de temps qui varie de quatre à huit jours; lorsqu'il est gonflé, qu'il se fendille et que la partie corticale tend à se séparer du grain, on le retire et on le lave à plusieurs eaux, jusqu'à ce que celles-ci ne conservent plus de saveur alcaline; alors on le réduit en une pâte grossière y compris la partie corticale, avec deux pierres granitiques, dont l'une, large de 30 centimètres et longue de 50, sert de récipient, et l'autre, en forme de rouleau, fait l'office d'une molette; lorsque la pâte est faite, on en prend environ gros comme un œuf, on malaxe et on l'étend, en tapotant avec les paumes des mains, en une feuille mince et circulaire; on pose cette sorte de galette sur un grand plat de terre, chauffé en dessous par un feu de bois, et on la laisse deux ou trois minutes, en ayant soin de la retourner pour que ses deux faces soient alternativement en contact avec la plaque. Cette préparation du maïs est ce que l'on appelle tortilla; c'est l'aliment favori des Mexicains qui le préfèrent au pain de froment : il n'est point de mets plus grossier; et cela, parce que la trituration est incomplète, que le son entre pour un bon tiers dans sa composition, et que la torréfaction que l'on fait subir à la pâte n'intéresse que les couches superficielles de la galette; l'intérieur en est toujours cru. Cet aliment est très-indigeste, ce dont ne veulent pas convenir les indigènes, en apparence avec quelque raison et pour ces deux motifs : le premier, est qu'ils l'accompagnent toujours de piment qui stimule l'estomac et détermine enfin, bien qu'à grand'peine, la digestion de cette substance; et le second, c'est l'habitude qu'ils ont d'une indigestion habituelle : les symptômes leur en sont tellement familiers, qu'ils finissent par les accepter comme leur état normal; ainsi ils n'attachent aucune importance aux renvois multipliés qu'ils ont après les repas, de même qu'au gonflement de la région supérieure de l'abdomen. J'ai dit qu'une des raisons de l'indigestibilité de cet aliment était l'état de crudité des parties centrales de la galette. Les indigènes en reconnaissent instinctivement la mauvaise influence, car à leurs malades convalescents d'affections des entrailles, ils ont soin de ne donner que des tortillas très-torréfiées, entièrement dorées à l'extérieur et tellement sèches et amincies par l'action de la chaleur qu'elles se brisent comme du verre et croquent sous la dent, tandis que les galettes ordinaires sont molles et flasques comme la pâte. Ainsi torréfiées, ces tortillas sont en effet bien plus faciles à digérer, et il ne reste plus à reprocher au maïs que l'imperfection de sa trituration et la présence de sa partie corticale qui altère les qualités nutritives de la farine.

Voici une autre préparation du maïs : Après lui avoir fait subir la macération dans l'eau de chaux et l'avoir trituré comme nous l'avons dit dans le paragraphe précédent, on met la pâte dans de petits nouets de feuilles vertes de maïs, solidement fixés par des fibres végétales très-fortes; on les place les uns à côté des autres sur une claie, on les recouvre d'un certain nombre de feuilles posées à plat, et on place l'appareil ainsi disposé sur une chaudière pleine d'eau que l'on porte à l'ébullition ; la vapeur pénètre à travers la claie et cuit la pâte. Quelquefois on fait bouillir les nouets dans l'eau. Le plus souvent cette pâte est sans addition d'aucune autre substance ; quelquefois on y ajoute du sucre et de la cannelle, ou bien de la viande de porc ou de bœuf : c'est ce que l'on appelle tamal. Quelle que soit sa composition, qu'elle soit seule ou mélangée de quelque autre ingrédient, cette pâte est ce qu'il y a de plus indigeste : la vapeur de l'eau ne suffit pas à cuire les parties centrales du gâteau ; et comme il est beaucoup plus épais que la tortilla, la quantité de substance crue est bien plus considérable. Du reste, et heureusement, cet aliment n'est pas d'un usage journalier.

Il est une autre préparation très-usitée par les voyageurs, et par les habitants de la campagne ; elle consiste dans la manipulation suivante : on choisit le maïs de première qualité, à son point de maturité parfaite, on l'étend au soleil en couches très-minces pendant le temps nécessaire à sa dessiccation ; lorsque celle-ci est complète, on soumet le grain à une torréfaction assez forte, égale partout, de manière à ce que la partie féculente soit dorée ; on le soumet alors à l'action d'un frottement léger qui a pour effet d'enlever la partie corticale ; on triture le grain ainsi mondé et on le réduit en une farine jaune assez fine ; on y ajoute de la cannelle dans la proportion de 125 grammes pour 12 kilog. 1/2. Cette préparation appelée pinolé se conserve très-longtemps ; on s'en sert de deux manières : l'une, la plus expéditive, consiste à en jeter une cuillerée ou deux dans une tasse d'eau sucrée, et l'on boit froid ; l'autre consiste à faire bouillir, et on prend chaud. Rien n'est plus sain et plus utile que cet aliment dans les pays chauds et secs; on en fait une grande consommation. Les soldats des présides situés sur la frontière du Mexique se nourrissent exclusivement de cette préparation lorsqu'ils font leurs longues campagnes contre les Indiens, dans des contrées désertes; un cavalier porte avec lui la nourriture d'un mois. Mais dans les pays chauds et humides, elle est loin, à beaucoup près, d'être aussi favorable : elle est difficile à digérer; lorsqu'on en mange le matin, on n'a plus d'appétit aux autres repas de la journée : les médecins indigènes prétendent que c'est parce qu'elle est très-nourrissante, c'est une erreur ; c'est parce que l'estomac ne la digère qu'avec peine et à la longue, et que l'appétit ne se développe que lorsque l'estomac est vide; une substance qui exige de la part de cet organe sept ou huit heures de travail, dont cet organe ne se débarrasse qu'avec difficulté, n'est plus une substance nourrissante, mais indigeste.

Il est encore une préparation du maïs, très-usitée et qui offre à un plus haut degré les inconvénients que nous avons déjà signalés dans les états divers sous lesquels nous l'avons présenté. On nous pardonnera de tant insister sur ces détails; mais ils sont en vérité nécessaires, afin de pouvoir démontrer, contre l'opinion du plus grand nombre, que le maïs, sous quelque forme qu'on le mange, est indigeste dans les pays chauds et humides. Voici donc cette préparation : On fait sécher au soleil le maïs le plus mûr, puis on le réduit en farine grossière; on jette cette farine dans un vase plein d'eau froide, et on la malaxe pendant longtemps : le but de cette manipulation est de séparer la partie féculente de la substance corticale, laquelle reste au fond, tandis que la partie amidonneuse reste suspendue; on décante rapidement et on a ainsi un liquide qui ne contient que de la fécule en suspension; on fait bouillir à petit feu et on obtient une sorte de colle ou d'empois très-clair, qui a reçu le nom d'atolé, que l'on condimente avec du sucre ou du sel, et qui est l'aliment favori des Mexicains : leur dire que cet aliment est d'une digestion difficile, c'est s'exposer à perdre leur confiance; ils ne veulent rien entendre à cet égard, et si vous leur faites remarquer les renvois nombreux et aigres qu'ils laissent échapper après en avoir mangé, ainsi que le gonflement de l'estomac et la tendance au sommeil, ils nient qu'il en soit la cause, et attribuent ces phénomènes à des circontances tout à fait insignifiantes.

Nous avons examiné le maïs sous toutes les formes, et sous tous les apprêts : torréfié et écrasé en poudre grossière; réduit en farine et converti en galettes ou en bouillies épaisses; macéré dans l'eau de chaux, puis écrasé avec sa partie corticale et malaxé en pâte que l'on façonne en feuilles minces auxquelles on fait subir une torréfaction légère (tortilla) ou que l'on fait bouillir dans l'eau ou cuire à la vapeur (tamal); séché au soleil, torréfié profondément, mondé et moulu en farine à laquelle on ajoute en de certaines proportions de la cannelle : le mélange ainsi préparé, mêlé à l'eau froide sucrée, ou bouilli (pinolé); et enfin, moulu bien sec, malaxé dans l'eau qui laisse déposer les parties corticales, et retient en suspension les parties féculentes, que l'on fait bouillir à petit feu et qui se convertit en une sorte de colle ou d'empois (atolé) ; toutes ces préparations, en général, d'une digestion assez facile dans les pays chauds et secs, sont très-lourdes à l'estomac dans les contrées chaudes et humides. Ce fait est nié par les indigènes, chez lesquels, comme je l'ai dit plus haut, l'habitude de l'indigestion en obscurcit la sensation, qui devient pour eux l'état normal, et chez lesquels, d'ailleurs, le piment dont ils les accompagnent le plus souvent, hâte la digestion de ces mets divers si compactes et si difficilement attaqués par les sucs gastriques. Mais ce n'est pas seulement par leur compacité que ces préparations sont d'une digestion difficile : cette compacité, à vrai dire, n'est point un obstacle très-grand, puisque, dans les pays chauds et secs, on digère le maïs assez facilement ; mais dans les contrées humides, ceci tient à autre chose.

De la part des aliments, et sans parler de l'état de la muqueuse gastrique, l'indigestion arrive de trois manières : Dans l'une, les aliments stimulent trop violemment l'estomac, comme dans un repas copieux où l'on a bu beaucoup de vin ; dans l'autre, ils ne le stimulent point suffisamment, comme la gomme, la crème, l'orge bouillie, la graisse ; et enfin, dans la dernière, ils sont indigestes par leur cohésion, leur ténacité, comme les pellicules des légumineuses, la viande de porc, certains poissons de mer, etc. Les effets qui résultent de l'indigestion, dans ce dernier cas, sont plutôt intestinaux que gastriques, tandis que c'est le contraire dans les deux premiers. Dans le cas d'une stimulation trop vive, il y a vomissements le plus souvent; et dans le cas d'une stimulation insuffisante, des renvois répétés se manifestent, joints à une sensation de pesanteur dans l'estomac, accompagnés d'un léger mal de tête et suivis d'une perte d'appétit qui dure un temps plus ou moins long. C'est dans cette classe d'aliments indigestes que le maïs doit être rangé. La sensibilité de l'estomac est peu développée dans les pays chauds et humides, comme nous l'avons démontré. Il faut donc que les aliments, pour être facilement digérés, soient doués de propriétés assez stimulantes pour déterminer, autrement que par leur poids et leur volume, la sécrétion du suc gastrique destiné à leur faire subir une première élaboration ; de même que les excréments, même volumineux, ne sollicitent point la sécrétion muqueuse intestinale ni les contractions péristaltiques, s'ils ne sont pas enduits de bile qui, par ses propriétés stimulantes, suffit à produire les actes divers qui déterminent leur expulsion. — Le maïs, quelle que soit la forme sous laquelle on le mange, est dans ce cas : il n'est point assez stimulant, l'estomac n'est averti de sa présence que par son poids et par son volume ; de là, la lenteur du travail digestif, la fatigue qui en résulte pour l'organe et l'augmentation de son atonie.

Si l'on prend le matin une tasse ou deux d'atolé, cela suffit pour déterminer, pendant toute la journée, des renvois, un malaise général, une gêne à l'estomac, et une inappétence complète. Au sujet de ce dernier phénomène, les médecins de l'Amérique équatoriale prétendent, comme du reste pour toutes les préparations du maïs, que l'appétit ne se développe point, parce que l'aliment est extrêmement nourrissant. Or, il faut savoir qu'une tasse d'atolé de 250 grammes représente à peu près dix ou douze grains de maïs; vingt-quatre grains de maïs, valeur réduite de deux tasses, ne sont pas, que je sache, assez nutritifs pour satisfaire pendant une journée entière, les besoins organiques. Si donc l'appétit ne se développe pas, c'est que l'aliment reste un très-long temps en contact avec l'estomac, et que l'appétit, l'organe étant sain d'ailleurs, est plutôt l'expression de la vacuité de l'estomac, que celle du besoin de réparation générale (1). L'on dit encore, à propos des qualités digestives de l'atolé, que les enfants et les malades s'en trouvent fort bien, et que par conséquent, les adultes en pleine santé, etc.... Mais chez les enfants, l'excitabilité est bien plus prononcée que chez l'adulte, il y a une prédisposition bien plus grande à l'irritation; il est donc tout naturel que l'atolé, insuffisant à stimuler l'estomac de l'adulte, soit dans un rapport convenable avec la sensibilité gastrique de l'enfant; de même qu'aux organes de la vue, si sensibles chez les animaux nocturnes, un faible rayon de lumière suffit là où l'éclat du soleil n'est pas de trop pour les animaux diurnes. Il en est de même des convalescents : chez eux, l'excitabilité est à son comble, le bruit les fatigue, la lumière vive les éblouit, la contention d'esprit les épuise; les organes sont affaiblis, et ils ne réclament les excitants qu'à très-petites doses. Ce qui

(1) Et la preuve s'en trouve dans ce fait que certaines peuplades le font taire en avalant une sorte de glaise qui ne fait que remplir mécaniquement l'estomac : de même qu'un verre d'eau sucrée, pris avant un repas longtemps différé, suffit pour faire prendre patience.

est vrai des organes de la vie animale, l'est aussi de ceux de la vie organique. Il n'est donc point étonnant que l'estomac du convalescent, comme l'œil qui se refuse à une lumière trop vive, comme l'ouïe qui craint un son trop fort, digère plus facilement un aliment presque inerte, qui est à sa sensibilité ce que l'ombre est à la vue, plutôt qu'une substance stimulante comme la viande.

Ce que je dis de l'atolé s'applique aux autres préparations du maïs, avec cette différence qu'elles sont d'autant plus indigestes que la masse est plus pesante et plus crue.

Dans les pays chauds et humides cette céréale augmente l'atonie de l'estomac, non-seulement par ses qualités indigestes qui le forcent à un travail prolongé qui le fatigue et l'épuise, mais encore par ce fait qu'elle empêche l'appétit de se développer, qu'ainsi l'alimentation est restreinte et que la nutrition générale est lésée. C'est un fait dont il est facile de se convaincre, en comparant l'état gastrique et général des indigènes avec celui des Européens acclimatés, qui font du pain la base de leur nourriture. Les premiers ont généralement l'estomac météorisé, l'appétit perdu et ne se réveillant que sous des saveurs piquantes ou acides, ils sont maigres, chétifs, et succombent très-facilement aux émanations délétères; les seconds, au contraire, ont des digestions généralement bonnes, l'embonpoint dans des limites convenables, et la santé plus stable. (Ceci soit dit, abstraction faite des autres circonstances qui contribuent à compromettre la santé des indigènes et à assurer celle des personnes qui s'astreignent à suivre un régime convenable).

J'ai insisté sur les effets du maïs (1), parce que de son usage étendu on est amené à conclure non-seulement son innocuité, mais encore ses qualités bienfaisantes. Nous avons démontré que, pour les pays chauds et humides c'est une erreur que celui qui habite ces contrées fera bien d'éviter, surtout dans la saison des pluies. Cette conclusion n'est donc légitime que pour les pays chauds et secs, là où l'es-

(1) Je n'ai jamais eu l'occasion d'observer, au Mexique, l'altération du maïs, signalée par le docteur Roulin, dans la Colombie; non plus qu'aucun des accidents semblables à la pellagre, qui paraissent être le résultat de l'usage continu de cette céréale ainsi modifiée.

La seule altération que j'aie remarquée se produit lorsque le maïs est mis en grange avant d'être entièrement sec, il ne tarde pas alors à s'échauffer, se ramollit quelque peu et prend une couleur jaune foncée : des diarrhées très-copieuses, accompagnées de coliques, se déclarent chez les personnes qui en font usage.

tomac de l'homme n'a besoin pour digérer les aliments que d'une stimulation extrêmement légère de leur part.

Ce que nous avons dit du maïs, s'applique à une foule d'autres substances alimentaires très-employées dans les pays chauds et humides, et que nous allons décrire successivement (1).

La graisse de porc.

Cette substance est précieuse dans les pays chauds, car le beurre ne s'y trouve qu'en petite quantité et pendant un laps de temps très-court : elle est tellement employée qu'on peut dire qu'il n'est qu'un très-petit nombre de mets où elle n'entre pas en

(1) Je ne parle pas du riz, bien qu'il soit, de sa nature, aussi peu stimulant que le maïs; mais il est à noter qu'on le mange toujours condimenté fortement avec le poivre, le piment, le sel, les tomates et la graisse roussie; dans le cas où on le consomme sans condiments et cuit à l'étouffée, on le mêle toujours avec de fortes proportions de sauce stimulante, à la faveur de laquelle il passe inaperçu pour l'estomac. Dans les rares préparations où il est seul ou mélangé avec le lait, il est indigeste et fait perdre l'appétit : en cela donc, son usage est nuisible. Cependant il a moins de cohésion et de ténacité que le maïs, et il est plus facilement attaqué par les sucs gastriques : aussi, sa digestion est-elle moins longue. On devrait donc préférer son usage à celui du maïs.

abondance. Mêlée en quantité modérée aux aliments auxquels elle imprime une coction plus prompte et plus complète, elle n'est pas nuisible; mais là où on l'emploie à grandes doses, comme dans l'Amérique espagnole, elle influe d'une manière fâcheuse sur la digestion, surtout lorsqu'elle n'est que fondue et non roussie. Dans ce dernier cas, elle est plus stimulante et d'une digestion plus facile. Simplement fondue, elle n'excite pas suffisamment l'estomac, les sucs gastriques ne la modifient qu'avec peine, et elle est la dernière substance d'un repas qui passe dans les intestins. On en a souvent la preuve lorsqu'on prend un vomitif cinq ou six heures après avoir mangé : on ne rejette aucune substance alimentaire, la graisse seule surnage le liquide du vomissement. Ceci ne serait qu'un inconvénient léger, s'il ne résultait de ce long séjour de la graisse dans l'estomac, la perte complète de l'appétit. Or, la conservation de l'appétit est un point capital pour la santé, dans les pays chauds et humides ; tout tend déjà à le diminuer, à le faire perdre; il est important de maintenir la nutrition afin de pouvoir mieux réagir contre les causes morbifiques; une substance qui, par ses propriétés inertes, reste longtemps dans l'estomac et empêche l'appétit de se développer et les pertes organiques de se réparer, est donc nuisible.

Les œufs.

On fait, sous les tropiques, une grande consommation de cet aliment : les œufs de tortue et de poule sont les plus employés. De quelque manière qu'on les prépare, ils produisent sur l'estomac, dans les contrées chaudes et humides, le même effet que la graisse ; ils sont d'une digestion longue, pénible, accompagnée de renvois multipliés ; ils déterminent la perte de l'appétit. Modifiés incomplétement par les sucs gastriques, ils sont, malgré leur propriété si peu stimulante, nuisibles aux convalescents. La chaleur extrême favorise beaucoup la ponte des œufs, et j'ai vu souvent des poules en émettre trois en deux jours : un grand nombre de ces œufs ne sont pas fécondés par le mâle ; ils sont beaucoup plus indigestes que les autres.

Le lait de vache.

Le lait est considéré, en général dans les pays chauds comme un des aliments les plus sains : c'est une erreur que nous serions heureux de détruire. Dans les contrées humides, on ne peut se figurer combien d'anorexies et d'indigestions, suivies de diarrhées, de dyssenteries et de fièvres intermittentes, sont produites par cet aliment. Très-fréquemment, une tasse de lait pur, prise le matin dans un temps pluvieux, suffit pour déranger les fonctions de l'estomac pendant toute la journée; si le temps se refroidit quelque peu, une diarrhée se manifeste; si l'on va respirer l'air du dehors, on revient de la promenade avec le frisson de la fièvre. Les indigènes qui ressentent ces effets les attribuent à des qualités spéciales du lait. Cela n'est pas toujours exact : lorsqu'il est de bonne qualité, il n'agit que comme émollient gastrique, c'est-à-dire qu'il ne stimule pas suffisamment l'estomac, et que celui-ci n'est pas sollicité à le modifier. Le lait y séjourne donc un temps très-long; vienne un refroidissement qui produit un afflux subit de sang sur les membranes muqueuses, la contractilité de l'estomac se réveille momentanément et détermine le passage brusque du lait non modifié dans les intestins, dont la sécrétion, activée d'une part par l'abondance du sang que le froid a chassé de la périphérie, stimulée de l'autre par un aliment mal élaboré, s'exagère, se dénature et constitue la diarrhée. Dans le cas d'une fièvre intermittente, le lait agit comme le maïs, comme la graisse et les œufs, en empêchant l'appétit de se développer, le travail quotidien de réparation de s'accomplir, et favorise ainsi l'activité aveugle de l'absorption qui pompe plus avidement les miasmes.

Mais quelquefois la composition du lait est altérée, et l'on peut dire, d'une manière générale, que sous les tropiques cela s'observe deux fois par an. Voici comment : le bétail (et ceci s'applique à l'Amérique espagnole) vit toujours en plein air, dans des pâturages immenses qui lui fournissent, pendant la saison des pluies, une nourriture extrêmement saine et abondante. Mais lorsque vient la saison de la sécheresse, la végétation des pays découverts s'anéantit, et les animaux sont obligés de se réfugier dans les bois, où l'ombre et l'humidité laissent encore croître quelques herbes ; ces herbes viennent bientôt à se sécher, sous l'influence continue de la chaleur sans eau ; le bétail, alors, presque mourant de faim, se plonge dans les marais, les vases, et y fait pâture de plantes marécageuses qui communiquent à la chair une saveur désagréable et au lait des qualités très-malfaisantes.

C'est alors que l'on voit des diarrhées et des dyssenteries souvent rebelles se développer sous l'influence de cet aliment ainsi altéré. Mais bientôt la scène change, les premières pluies rappellent la végétation, une herbe fine croît en abondance, les animaux s'en repaissent avec excès, se purgent très-violemment ; le lait s'imprègne des qualités laxatives de l'herbe, est très-aqueux et cause alors des dévoiements très-intenses qu'on ne peut arrêter que par les toniques. On voit que le lait n'est pas toujours à son état normal et qu'indépendamment de son action nuisible lorsqu'il est pur, il est souvent, par sa composition altérée, cause de maladies très-graves.

La consommation que l'on en fait est considérable, mais on n'en doit pas conclure son innocuité : il est agréable au goût, satisfait l'appétit, et calme momentanément la soif ; il n'en faut pas davantage aux habitants des pays chauds et humides, pour le proclamer comme un des meilleurs aliments que la nature ait départis à l'homme dans ces contrées. Pour moi, je ne cesserai jamais de donner à ceux qui habitent les côtes, le conseil de ne jamais en prendre, soit cru, soit cuit, et quelle que soit la saison.

Toutes les préparations dans lesquelles il entre, deviennent indigestes; les fromages sont d'autant plus lourds qu'ils sont plus récents; lorsqu'ils vieillissent, la fermentation développe en eux des qualités stimulantes, qui les rendent beaucoup plus faciles à digérer.

Le chocolat.

Voici encore un aliment dont les qualités digestives et bienfaisantes constituent presque un article de foi dans les contrées chaudes de l'Amérique espagnole. Cependant, de sa composition, on peut-être, *a priori*, conduit à conclure ses effets nuisibles: il est huileux et féculent, c'est-à-dire qu'il ne stimule pas la muqueuse gastrique et qu'il séjourne longtemps dans l'estomac; il suffit souvent de prendre une tasse de chocolat le matin, pour ne pas ressentir la faim de toute la journée. Un grand nombre d'individus, de femmes surtout, ne prennent pour toute nourriture que deux ou trois tasses de chocolat par jour, il leur est impossible de manger autre chose. Aussi ces personnes sont-elles pâles, bouffies, météorisées et payent-elles tous les ans le tribut à la fièvre des marais. Comme le maïs, la graisse, les œufs, le lait, c'est donc un débilitant indirect, non pas dans le sens qu'il ne contient point de particules alibiles, mais parce qu'il fait taire l'appétit, et qu'il empêche ainsi la nutrition de se faire.

Le sucre et les sucreries.

Es un alimento fuerte, disent les Espagnols en parlant du sucre et de ses préparations, c'est un aliment solide et nourrissant. Rien n'est plus contraire à la vérité, dans les pays chauds et humides. Il ne paraît nourrissant qu'au même titre que les aliments que nous avons déjà cités, c'est-à-dire, que son long séjour dans l'estomac supprime l'appétit : il suffit souvent de manger des sucreries à la fin d'un repas, pour que la digestion, même des substances stimulantes, soit retardée de quelques heures. Il n'en est pas de même dans les pays chauds et secs, où on le consomme en abondance et où il est parfaitement supporté par l'estomac.

Le sucre est d'autant plus indigeste qu'il est moins pur. Le suc frais de la canne est non-seulement d'une digestion longue et pénible, mais encore il est laxatif, et des diarrhées souvent très-copieuses attaquent ceux qui en mangent inconsidérément.

Aux aliments déjà cités, ainsi qu'aux combinaisons diverses dans lesquelles on les associe, il faut joindre la gomme, la crème, l'orge, la chair des animaux trop jeunes, l'huile d'olive, etc. ; en un mot, tout ce qu'en général, on considère en Europe et dans les pays chauds et secs comme peu stimulant.

Dans les contrées chaudes et humides, on peut comparer l'estomac à l'œil menacé d'amaurose. Il faut, pour que celui-ci ait une perception nette des objets, que ceux-ci soient plus fortement éclairés que d'habitude ; de même, l'estomac frappé d'atonie, peu excitable, ne se réveille que sous l'action des aliments stimulants. Il n'est pas suffisamment sollicité par des substances douces, celles-ci ne font que le remplir mécaniquement ; une quantité minime suffit souvent à satisfaire l'appétit ; on ne mange plus, la réparation quotidienne se ralentit, la faiblesse générale augmente en même temps que l'absorption est activée, et l'organisme est plus exposé à succomber aux influences délétères environnantes.

Les fruits.

L'usage des fruits dans les pays chauds a donné lieu à des opinions très-divergentes : les uns veulent qu'ils soient fièvreux, diarrhéiques, dyssenteriques; les autres, au contraire, pensent que lorsqu'ils sont bien mûrs, ils ne peuvent jamais nuire. Ces assertions sont vraies, bien que contradictoires; mais il faut encore appliquer la division que nous avons établie des pays chauds et secs, et des pays chauds et humides : elle seule peut donner l'explication de phénomènes si opposés.

Avant d'entrer dans l'appréciation générale de l'influence des fruits, il est nécessaire de donner quelques détails sur les espèces particulières les plus usitées des tropiques. Parlons d'abord du fruit du palmier.

Le coco, comme tout le monde le sait, est une amande en forme de sphère irrégulière, creuse, et dont la cavité est remplie d'un liquide abondant, incolore, d'une saveur douce, et appelé lait decoco. Ce fruit a excité l'enthousiasme de tous les voyageurs, qui ne manquent pas, en s'extasiant sur les services qu'en retirent les peuplades qui n'ont pas d'autre nourriture, d'en conclure sa parfaite salubrité : l'existence se maintient avec le coco, donc il est sain. C'est comme si l'on disait que nos paysans du Limousin ou de l'Ardèche, qui ne vivent que de petit-lait et de châtaignes, ont une nourriture très-saine, par cela seul qu'elle ne les empêche pas de mourir de faim. Dans les pays chauds et secs, le coco n'a sur la santé aucune influence mauvaise, si non favorable ; mais dans les contrées humides, il est extrêmement malsain. La moitié d'un coco avec un verre de son liquide suffisent pour vous faire perdre complétement l'appétit, et c'est le cas le plus heureux ; très-souvent il en résulte une diarrhée très-abondante. Boire quelques gorgées de son lait et aller ensuite se promener sur les bords d'un marais, est un moyen presque assuré d'avoir la fièvre intermittente. On dit que ce liquide est rafraîchissant ; le propre d'une boisson vraiment rafraîchissante est de calmer la soif, et elle est toujours bien plus vive, après qu'on a bu du lait de coco qu'avant ; de plus, la bouche prend une saveur fade et désagréable, et l'haleine est moins pure.

La banane, de même que le fruit précédent, a été extrêmement vantée pour ses qualités nutritives et salutaires ; elle suffit à la nourriture d'un grand nombre de peuplades. C'est un fruit extrêmement savoureux et agréable, et d'une parfaite innocuité dans les pays secs et dans la saison sèche. Il en est tout autrement dans la saison humide : des indigestions suivies de vomissements, de diarrhées, et de fièvres intermittentes, sont souvent le résultat de leur ingestion. Leur effet est encore bien plus pernicieux, lorsqu'on les mange avec du lait. Dans les districts où on se livre à la culture de la banane, qui sont ordinairement des lieux bas et abrités des vents, les populations sont toujours en proie aux maladies miasmatiques les plus rebelles; leur convalescence est toujours interrompue par l'effet d'un repas de bananes, car il suffit souvent d'en manger quelques bouchées, pour rappeler presque instantanément une fièvre intermittente coupée depuis plusieurs jours.

La gouyave est aussi un fruit extrêmement dangereux, d'autant plus, que sa maturité coïncide avec la saison des pluies et que son extrême abondance permet à tout le monde d'en manger de grandes quantités. Ses effets sont les mêmes que ceux de la banane et du coco : elle est indigeste, diarrhéique et fiévreuse, et de plus, elle donne naissance à une grande quantité de lombrics.

Il est dans le Mexique un fruit de la famille des broméliacées, qui mérite une mention particulière; c'est une capsule fusiforme à trois loges, longue de huit ou dix centimètres, et pleine d'une pulpe granulée, rougeâtre et très-acide; il est connu sous le nom de cocuistli. Ce fruit cause parmi les indigènes, à l'époque de l'année où on le mange, autant de ravages que toutes les autres causes de maladies réunies. Il a été question dans plusieurs villes et notamment à Mazatlan, d'en prohiber l'introduction; on n'a jamais mis ce projet à exécution et on a eu tort, car on aurait évité par là, bien des souffrances à la population. Ses effets sont les mêmes, quoique plus intenses que ceux de la gouyave et de la banane.

Un autre fruit de la famille des sapotiliers, appelé zapotille, très-estimé pour son goût et son parfum, produit aussi des effets très-malfaisants. La grande route de Guadalaxara à Colima, et près de cette dernière ville, traverse une forêt de ces arbres fruitiers; les muletiers ne manquent jamais de se rassasier de leur fruit, bien qu'ils sachent ce qui doit en résulter. En effet, ils ne tardent pas à être attaqués de diarrhées, de dyssenteries et de fièvres intermittentes. Les sept ou huit hommes qui accompagnent le convoi, sont souvent réduits à l'impossibilité de se lever; ils doivent profiter de l'intermittence de leurs accès pour continuer leur voyage.

L'ananas, si célèbre par sa saveur et son parfum, est un fruit acide, sucré et fibreux, excessivement malsain dans les contrées humides et dans la saison pluvieuse.

J'en dirai autant du melon et de la pastèque, lorsqu'on les mange dans cette même saison.

Les citrons, les limons, les oranges, les grenades, les tamarins, sont tour à tour, non nuisibles dans la saison sèche, et dangereux dans la saison des pluies.

Il est nécessaire de s'entendre au sujet de l'action des fruits, et de ces expressions, diarrhéique, dyssenterique, fiévreux, qui les caractérisent. A proprement parler, aucun fruit mûr ne possède ces qualités, puisque, lorsqu'il est mangé dans d'autres climats ou dans une saison différente, il ne produit aucun des effets signalés. « On a vu des Persans manger par jour, sans inconvénient, trente-cinq livres de melon (1). » Ce fait ne s'est jamais observé et ne

(1) *Motard*, t. 1, p. 365.

s'observera jamais que dans les pays chauds et secs, ou bien dans le dernier mois de la saison sèche dans les pays humides. La quantité de fruits de toutes espèces qui se consomment, en apparence impunément, sous les tropiques, est considérable; on peut même dire que le plus grand nombre des indigènes, en mai et juin, ne se nourrissent que de melons et de pastèques, ils en mangent à toutes les heures du jour, et j'ai vu un grand nombre de personnes mettre sous leur chevet des fruits de toute sorte, dont elles se gorgent la nuit. Tout cela se fait, sans aucun mauvais résultat actuel, et l'on pourrait déjà conclure que « les fruits mûrs se digèrent avec facilité et ne peuvent nuire, au moins, dans l'état de santé » (Périer, *loc. cit.*, p. 147). Mais que quelques semaines se passent, et les résultats sont bien différents : les pluies surviennent, l'air est saturé d'humidité, la chaleur est excessive ; l'atonie de l'appareil digestif, déjà commençante sous l'influence des calmes qui précèdent la première pluie, s'est augmentée par l'action émolliente de ces fruits pulpeux, fibreux, acides, sucrés ; la nutrition générale s'est affaiblie ; et tel qui, peu de jours auparavant, se nourrissait exclusivement de ces aliments, n'en peut plus manger un seul sans être pris de diarrhée, ou de fièvre. Ici, l'on fera l'objection suivante : « Le régime des fruits *a été à tort accusé de « causer les maladies qu'il faut attribuer à l'in- « fluence du climat et de la saison dans laquelle ils « naissent* » (Motard, p. 368). C'est-à-dire que les maladies qui se développent, après avoir mangé des fruits dans la saison pluvieuse, sont dues à l'influence de cette saison et non à la nature de l'aliment. Si vous interrogez vingt malades de fièvre intermittente, quinze au moins vous répondront qu'elle est survenue après l'ingestion de bananes, de cocos ou d'oranges, etc. Dans les expéditions vers le haut du fleuve au Sénégal, les équipages des barques, qui ne se nourrissent que de fruits, tombent plutôt malades que l'état-major plus réservé. A San-Blas, huit jeunes gens ayant chassé tout un jour, s'égarèrent et prirent différents chemins pour retourner à la ville ; trois d'entre eux rencontrèrent au milieu des bois, un bûcheron qui portait une pastèque, et mourant de faim et de soif l'avalèrent avidement. Les cinq autres purent retrouver la grande route, et, sans faire à leur grand regret aucune rencontre semblable, ils durent arriver au gîte épuisés de fatigue, de soif et de faim ; aucun d'eux ne fut malade. Des trois autres, deux furent atteints de diarrhée; le troisième, d'une fièvre pernicieuse dont il mourut. Je voyageais au mois de juillet, accompagné de deux domestiques, qui, malgré mes remontrances, se partagèrent un melon; quelques heures après, j'étais obligé de déballer moi-même ma boîte de médicaments, au milieu de la grande route, pour leur donner de l'émétique : l'un d'eux en fut quitte pour quelques vomissements, mais l'autre fut atteint immédiatement d'une fièvre qui se manifesta en tierce et dura huit ou dix jours. Un Français, convalescent depuis trois semaines d'une fièvre intermittente, s'avisa de manger quelques grenades; il fut pris immédiatement d'une dyssenterie qui passa bientôt à l'état chronique, et l'enleva en dix-huit mois. Je pourrais multiplier les exemples à l'infini; mais ceux que j'ai donnés peuvent, je crois, suffire à prouver que celui qui a mangé des fruits, est plus exposé que celui qui s'en est abstenu. Certainement, il n'est pas de fruits spécialement dyssenterique ni fiévreux; mais l'effet qu'ils produisent sur l'estomac, l'indigestion qui en résulte, l'ébranlement général qui se produit, préparent singulièrement l'organisme à l'action des miasmes délétères ambiants, en même temps que le besoin de réparation organique de chaque instant n'étant plus satisfait, l'absorption cutanée et pulmonaire est plus active, et ces mêmes miasmes sont introduits en plus grande quantité.

Beaucoup de personnes, je ne l'ignore pas, mangent des fruits en toutes saisons, sans jamais en ressentir aucun mauvais effet. Il ne faut rien conclure de cette immunité, pas plus qu'il ne serait légitime de dire, à propos des personnes qui passent quelque temps dans les lieux marécageux sans être atteintes de la fièvre, que les miasmes ne sont pas dangereux.

En ne considérant les fruits que sous leur effet le plus simple, on devrait encore s'en abstenir, car leur effet immédiat est, dans ces contrées, de supprimer l'appétit, et d'occuper dans l'estomac, une place que des aliments plus stimulants et plus nutritifs rempliraient avec un plus grand avantage pour l'économie.

Il est bien entendu, que tous ces effets pernicieux que nous attribuons aux fruits, n'ont lieu que dans les pays humides. Dans les pays secs, ils sont souvent bienfaisants : lorsqu'ils sont aqueux et acidulés, comme les oranges, les limons et les grenades, ils procurent un rafraîchissement salutaire en même temps que très-agréable.

De l'eau et des boissons aqueuses.

Nous avons à considérer l'eau sous le double rapport de ses qualités malsaines résultant de sa composition, et de son influence sur la santé, dans les pays chauds et humides, lorsqu'elle est pure.

Eaux de source.

Les eaux que fournissent les sources sont froides ou chaudes. L'élévation de leur température dépend ou du passage de leurs couches souterraines dans le voisinage des volcans, ou des réactions chimiques qui s'opèrent sous leur influence dans les terrains qu'elles parcourent, ou enfin de la profondeur à laquelle elles sont situées et dont elles jaillissent.

La composition de ces eaux est différente suivant leur température. L'azote, l'hydrogène, l'hydrogène sulfuré, l'acide carbonique à l'état de compression prédominent dans les eaux chaudes; quelques eaux froides sont très-aérées, d'autres ne contiennent que de l'acide carbonique en dissolution et en excès. Dans toutes cet excès d'acide carbonique favorise la dissolution de carbonate de chaux, de magnésie, de fer. Les eaux dissolvent, de plus, la substance des terrains qu'elles ont parcourus, elles sont tour à tour chargées de sulfates de chaux, de soude, de fer, de magnésie, etc., de silicates, de chlorure de sodium, d'iodures, de bromures, de carbonates de soude, et enfin de matières organiques qui se développent dans des circonstances inconnues. Au moment où ces eaux viennent sourdre à la surface de la terre, leur composition commence à se modifier. L'hydrogène, l'acide hydrosulfurique et l'acide carbonique en excès se dégagent; les sels que la présence de ce dernier maintenaient en dissolution se précipitent; plus loin, le mouvement de l'eau en contact avec l'air favorise la dissolution de ce dernier; plus loin encore, elle se mélange avec des eaux de composition différente; les substances que ces eaux mélangées tiennent en dissolution réagissent, se combinent les unes avec les autres, se neutralisent, et peu à peu l'eau se dépouille des principes qui altéraient sa composition. L'indication qui résulte de ces faits est que les eaux de source sont d'autant plus malsaines, qu'on les recueille plus près du lieu de leur sortie.

Les effets des eaux de source diffèrent avec leur composition : chargées de sels calcaires et de soude, elles sont pesantes, difficiles à digérer, et produisent des engorgements du foie et de la rate, ainsi que l'ont observé Paris et Clay-Horn pour les eaux calcaires, et que je l'ai vu moi-même au Mexique pour les eaux de soude. Celles qui contiennent en dissolution des sulfates de magnésie, de fer en fortes proportions, des bromures et des iodures, sont purgatives et résolutives. Celles qui contiennent du carbonate de fer, de soude, des sulfures, sont toniques, diurétiques et sudorifiques ; celles qui contiennent de l'acide carbonique sont légèrement stimulantes de l'estomac, et par conséquent favorables dans les cas d'atonie de cet organe.

Il est un grand nombre de sources qui donnent, à l'issue de terre, une eau très-pure et très-saine ; mais elles sont généralement extrêmement fraîches, et il est dangereux de s'y désaltérer lorsque la température de l'air est élevée : il est utile alors d'en puiser dans un vase et de la laisser quelque temps en contact avec l'air, jusqu'à ce que l'équilibre de température soit établi.

Eaux de rivière.

Les eaux des rivières sont très-salubres, lorsque leur cours est d'une vitesse moyenne et qu'elles roulent sur un lit de sable et de cailloux ; mais dans la saison des pluies, elles grossissent et se chargent de limons, de vases et de détritus organiques qui les rendent très-malfaisantes ; de même, après une longue sécheresse, les cours d'eau se tarissent, et il ne reste plus qu'un mince filet d'eau, presque stagnante, qui est aussi la cause d'un grand nombre de maladies.

Eaux stagnantes.

Les eaux des marais, des mares, des puits abandonnés, des fossés, réceptacles d'une quantité innombrable de détritus organiques végétaux et animaux, boueuses, saturées de gaz acide hydrosulfurique et carbonique, d'hydrogène, de sulfures infects, privées d'oxygène, sont, au plus haut degré, pernicieuses à la santé. Leurs effets sont quelquefois presque instantanés. Des défaillances, des nausées, des coliques d'estomac, des frissons, apparaissent d'abord. La mort, dans quelques cas, ne tarde pas à survenir ; dans d'autres, la diarrhée, la dyssenterie et la fièvre intermittente simple ou pernicieuse se déclarent avec une grande violence. La simple immersion dans ce liquide délétère suffit souvent à produire des maladies très-graves, indépendamment des effets qui résultent de la transition brusque de température. Les cureurs de puits infects sont fréquemment attaqués, au milieu de leur besogne, d'accidents divers ; les chiens de chasse même qui vont chercher à la nage, dans les marais, les animaux tués, reviennent souvent fatigués, moroses, malades. Il devient nécessaire, pour les réconforter, de leur faire boire quelques gorgées de vin.

Eaux de pluie.

L'eau des pluies est toujours privée de sels, et, à cet égard, elle jouit du plus grand degré de pureté possible. Elle est toujours très-aérée ; mais, d'après M. Boussingault, la quantité d'air qu'elle contient n'est pas toujours la même et diffère suivant les localités : elle est représentée par 35 au niveau de la mer, par 12 et 14 à 2,440 mètres de hauteur et par 11 à 3,000. L'eau des premières pluies n'est pas toujours d'une composition très-pure : la longue sécheresse qui a précédé a rempli l'air d'atomes de poussière et d'animalcules ; elle se charge de toutes ces impuretés, qui la rendent plus promptement putrescible. Dans les orages violents, les pluies dissolvent une quantité minime d'acide nitrique ; le toit sur lequel elles coulent est aussi d'une grande influence sur la composition de l'eau : de zinc ou de plomb, elle dissout des traces de ces substances oxydées par l'air humide ; de bois ou de chaume, elle entraîne la matière colorante et se charge de quelques particules organiques qui en détermineront plutôt la corruption; de briques ou de tuiles mal cuites, elle s'empare des sels solubles de la terre qui a servi à les fabriquer (1).

Conservation de l'eau.

Les citernes creusées dans la terre sont extrêmement usitées dans la plupart des pays chauds : l'eau s'y conserve très-fraîche. On doit se garder de recueillir celle qui tombe dans les premiers moments de la pluie, elle est souvent chargée de miasmes, et d'ailleurs les toits sont pleins de poussière et d'impuretés que l'eau entraînerait dans le réservoir : malgré toutes ces précautions, elle se corrompt, à la longue, par la

(1) Je ne parle pas des eaux saumâtres qui sont évidemment malsaines, et le sont d'autant plus qu'elles sont plus chargées de sels ; quant à l'eau des lacs, des canaux et des prises d'eau, elle participe à la fois des eaux stagnantes et des eaux courantes, et est d'autant plus saine ou plus malfaisante que sa composition est plus rapprochée des unes ou des autres.

stagnation et par la formation abondante de cryptogames qui naissent sur les parois de la citerne. Ces parois doivent être de pierre, ou revêtues de plaques de fer ou de ciment : le bois favorise la fermentation putride par les détritus qu'il abandonne à l'eau, et les feuilles de plomb ou de zinc lui communiquent, en s'oxidant, des propriétés vénéneuses.

Dans les localités où les citernes ne sont pas en usage, on se sert de grandes pipes qui peuvent contenir cinq ou six cents litres de liquide ; elles n'ont point, comme les citernes, l'avantage de conserver l'eau fraîche ; d'ailleurs, la matière colorante du bois ne tarde pas à se dissoudre ; ses fibres se ramollissent, se désagrégent en partie, et la corruption de l'eau s'opère très-promptement.

Les outres sont aussi de très-mauvais réservoirs de l'eau, elles communiquent au liquide une odeur et une saveur désagréables. Des matières animales floconneuses ne tardent pas à se détacher, et flottent au milieu du liquide ; il se colore et entre bientôt en putréfaction.

Les caisses de fer sont les seuls bons récipients de l'eau. La composition s'y altère sans doute à la longue, par l'action du métal sur son oxygène, sa précipitation en carbonate de fer, ou sa dissolution en carbonate acide; mais cette altération n'est pas nuisible : au contraire, dans les pays chauds et humides, elle communique à l'eau des propriétés toniques très-utiles. On fera bien de mettre dans ces caisses une certaine quantité de charbon de bois, qui absorbera les produits minimes de la décomposition lente que l'eau renfermée subit toujours, malgré toutes les précautions employées.

Purification de l'eau.

Pour rendre à l'eau sa limpidité et la dépouiller des gaz qui altèrent sa composition, on a recours à différents procédés.

Les eaux limoneuses doivent être abandonnées à un repos prolongé, qui laisse aux particules terreuses le temps nécessaire à leur précipitation complète. On peut aussi les filtrer à travers une couche de sable fin qui retient toutes les particules solides étrangères à leur composition. Le linge, la paille hachée, le coton en bourre, la laine servent aussi à cet usage ; mais on doit autant que possible préférer le sable aux matières organiques, qui communiquent toujours quelques parties de leur substance au liquide avec lequel elles sont en contact.

Lorsque les eaux sont corrompues par la fermentation qu'y ont développée les détritus animaux et végétaux qu'elles contiennent, il est nécessaire de les soumettre à l'action du charbon concassé qui, par l'absorption complète des gaz, les rend bientôt potables. On emploie le charbon de deux manières : la première consiste à en jeter une certaine quantité dans le réservoir de l'eau ; dans la seconde on fait passer le liquide sur des couches de charbon pilé, alternant avec des couches de sable fin. Cette dernière méthode est préférable. Dans tous les cas, il est nécessaire d'aérer l'eau qui a été soumise à ces opérations, car le charbon absorbe, en même temps que les gaz délétères, l'air atmosphérique.

On a proposé la distillation ; c'est certainement le moyen le plus sûr d'obtenir l'eau à son plus haut degré de pureté, mais il exige des soins tellement minutieux et multipliés que son emploi pratique, usuel ne peut être proposé.

Un des moyens de purification les plus efficaces est l'ébullition de l'eau qui dissipe les gaz, évapore ou neutralise les miasmes, et, ce que ne fait pas le charbon, détermine la précipitation des sels. Cette méthode est employée dans un grand nombre de localités. Il faut avoir soin de restituer au liquide l'air que la chaleur lui a fait perdre.

Il est encore d'autres moyens de clarifier l'eau et d'en modifier la saveur (1), dont quelques-uns paraissent devoir être proscrits. Un de ces moyens consiste dans l'emploi de l'alun, en très-petite quantité : cette substance détermine la précipitation très-prompte de toutes les molécules terreuses et floconneuses qui troublent la transparence de l'eau, mais sa dissolution peut communiquer au liquide quelques propriétés malfaisantes.

Je citerai, pour mémoire, la méthode usitée par les Égyptiens anciens et modernes, qui consiste à enduire l'intérieur des jarres d'une couche de tourteau d'amandes amères ou douces.

Enfin, on donne à l'eau quelque fraîcheur, en l'enfermant dans des vases poreux qui facilitent une évaporation abondante. On obtient le même effet en revêtant une bouteille de verre d'un linge

(1) Par exemple, on se sert en Afrique de la noix de gooroo, d'une saveur acide, qui masque le goût de l'eau corrompue; l'amande du kola est usitée par les nègres. Les indigènes de l'Algérie se servent de jeunes branches de lentisque qu'ils lient en faisceaux dont ils tamponnent l'orifice des cruches (Perier).

On mêle aussi à l'eau quelques acides, vinaigre, jus de limons, etc.

Dans l'Amérique espagnole, on fait macérer des feuilles d'oranger ou des pétales de roses.

ou d'une flanelle mouillés ; cette bouteille est attachée à une corde dont l'autre extrémité est fixée au plafond ; on imprime au système un mouvement d'oscillation rapide qui détermine la vaporisation prompte de l'eau extérieure, au détriment du calorique du liquide contenu dans la bouteille.

Caractères de l'eau salubre.

L'eau, à son plus haut degré de salubrité, est limpide, inodore et parfaitement aérée. Elle doit contenir une petite quantité de carbonate de chaux, et une quantité plus minime encore de sel marin. La présence de ces deux sels la rend plus digestible ; elle dissout le savon. On a signalé, comme un indice favorable, la cuisson parfaite des légumes ; mais c'est une erreur : les pommes de terre et les légumes de toute sorte cuisent parfaitement dans l'eau salée ou dans l'eau de mer. Dans les voyages de long cours de la marine marchande, on ne se sert que de l'eau de mer, pour cuire la viande. D'ailleurs, ne sait-on pas que le degré où l'ébullition commence est plus élevé quand l'eau est mêlée de substances étrangères que lorsqu'elle est pure? Disons de plus que l'eau pure n'est pas fortement troublée par le nitrate de baryte, par le nitrate d'argent et par l'oxalate d'ammoniaque; évaporée jusqu'à siccité, elle ne laisse qu'un résidu peu abondant.

Supposons maintenant que l'habitant des pays chauds et humides se désaltère d'eau pure et salubre, et voyons de quelle influence elle est sur sa santé.

L'action de l'eau sur l'homme en général est d'humecter les membranes avec lesquelles elle est en contact, de les pénétrer par l'absorption physiologique ou par l'imbibition, de se mêler au suc gastrique, d'en augmenter la quantité tout en en modérant l'énergie, de délayer la pâte alimentaire, d'aider à la dissolution de ses parties solubles, d'être absorbée par les vaisseaux chylifères et par les absorbants des muqueuses gastrique et intestinale, et de se combiner avec le sang, dont elle augmente le sérum, dont elle diminue par conséquent la vertu stimulante, et d'où elle s'échappe enfin par la voie des exhalations et des sécrétions. Considérée sous ce point de vue, et en tant qu'il s'agit de l'homme des pays tempérés, dont la constitution normale est constituée par un état moyen de force de sensibilité et de réaction, état d'équilibre et d'harmonie, qui caractérise la santé parfaite, l'eau pure et froide est donc une substance abexcitante et la plus neutre dont on puisse faire usage. Elle n'agit, pour ainsi dire, que comme un liquide qui vient à propos modifier la consistance des aliments ou la composition des liquides physiologiques.

Mais si l'on considère que, dans les pays chauds et humides, par la diminution d'action des exhalants cutanés et pulmonaires, et par l'inactivité des organes sécréteurs, le sang n'est pas dépouillé de la quantité d'eau destinée à subvenir à ces fonctions diverses, que d'ailleurs l'atonie de l'appareil digestif agit sur sa composition, en ne fournissant à l'absorption chylifère qu'une substance alimentaire mal élaborée, pauvre de matières fibrineuses et nutritives, on est conduit à conclure que l'eau qui, d'un côté, augmente la portion séreuse d'un sang déjà trop aqueux, qui, de l'autre, étend et affaiblit le suc gastrique, qui, de plus, n'exerce sur l'estomac aucune action stimulante, est une substance dont l'usage *abondant* est nuisible, dans les pays chauds et humides.

Voici ce que l'expérience m'a démontré dans

l'Amérique centrale, relativement aux effets de l'eau prise sans être accompagnée d'aliments solides, et, abstraction faite de sa température qui, étant quelquefois bien inférieure à celle de l'air ambiant, produit des suppressions de transpiration cutanée, pleurétique et pulmonaire souvent très-graves.

Un grand nombre de personnes, tourmentées par la soif, croient la satisfaire en buvant de temps à autre un verre d'eau fraîche; cette pratique, tout instinctive, est une de celles (si fréquemment employées par l'homme pour la satisfaction de ses besoins de sensation) qui remplissent le moins bien le but qu'on s'est proposé d'atteindre. Plus on boit, plus en effet la soif augmente, et plus la sensation interne de chaleur est accrue; l'estomac, en contact continu avec une substance inerte et émolliente qu'il ne laisse passer qu'avec peine, se relâche et perd sa contractilité, l'appétit n'existe plus, on ne peut plus manger que des aliments légers et d'une mastication facile, la tendance à l'inaction est plus prononcée, l'apathie morale est plus grande, une seule sensation persiste : la soif, un seul désir : celui de boire sans cesse; l'organisme s'affaiblit.

Rien de tout cela n'arrive dans les pays chauds et secs : l'eau pure, prise en abondance, tempère l'irritabilité de l'estomac, est absorbée promptement, augmente la quantité du sérum, et rend ainsi le sang moins stimulant pour l'organisme, auquel il apporte le calme et la fraîcheur au lieu de la chaleur et de l'excitation. C'est ainsi qu'en Algérie nos soldats, l'Arabe même, par un temps sec et venteux, peuvent boire des quantités considérables d'eau sans en être affectés, tandis que, par une température humide, elle produit un relâchement général, un collapsus presque complet. De cette manière s'expliquent et se concilient les opinions qui veulent que l'eau prise en abondance soit nuisible, ou que, prise avec réserve, c'est s'imposer une privation inutile, sinon préjudiciable.

Les individus qui sont occupés aux travaux des champs, exposés toute la journée à l'ardeur du soleil, de la terre qui en réfléchit les rayons, et de l'humidité, souffrent continuellement d'une soif intense. Ils boivent de grandes quantités de liquides qui (et il faut noter qu'aucun mauvais effet n'en résulte dans les pays secs et par un temps sec) produisent souvent des accidents très-graves.

L'homme est pris au milieu de son travail d'une douleur intense au creux de l'estomac, de crampes qui le font se tordre, il peut à peine respirer, ses extrémités se refroidissent, la face se grippe, le ventre se ballonne, et le pouls devient filiforme. Cet état, en apparence très-grave, se dissipe avec facilité au moyen de quelques gorgées d'un liquide alcoolique, ou d'un carminatif quelconque, pris chaud (1). Ces accidents sont très-fréquents, rien n'est plus commun que de voir dans les campagnes des escouades de travailleurs de dix, douze, quinze hommes, présenter un chiffre de cinq ou six malades; ceux que cette affection a attaqués, peuvent être signalés comme devant être atteints les premiers par les fièvres intermittentes. Dans les villes, ou plutôt chez les hommes dont les occupations ne les exposent point à l'ardeur du soleil, aux vents, à l'humidité depuis l'aube jusqu'au soir, ces accidents sont extrêmement rares.

J'attribue les effets de l'eau, dans cette circonstance, à une indigestion; la peau est excessivement

(1) Dans quelques cas où l'éloignement de l'habitation ne permettait pas d'y aller chercher les secours convenables, on a vu les patients se remettre très-promptement au moyen d'un verre d'urine, chaude encore de sa récente émission : j'ai été moi-même plusieurs fois témoin de ce fait.

stimulée par la chaleur (car ces hommes se dépouillent de leurs vêtements pour travailler), l'estomac est à son maximum d'atonie, il s'emplit d'une substance inerte, se distend, et ne peut s'en débarrasser, parce que ses fibres musculaires ne sont pas sollicitées à se contracter. De cette distension résultent des douleurs atroces que les patients ressentent au creux de l'estomac ; vienne une substance légèrement stimulante, aussitôt cet organe alors convenablement excité, réagit et détermine ou l'expulsion du liquide par le vomissement, ou son passage dans les intestins. Tout se passe absolument comme dans les cas où, en Europe, l'ingestion du melon, des fraises, de l'orgeat, détermine des coliques très-fortes de l'estomac, lesquelles se dissipent à l'instant par quelques gorgées de vin chaud, ou comme dans l'exemple que nous avons déjà cité de l'excrément volumineux, mais sec et non enduit de bile, qui ne sollicite point les contractions des fibres musculaires de l'intestin, l'engorge, le distend; des coliques très-fortes surviennent, impuissantes et augmentant sans cesse, jusqu'à ce qu'une substance stimulante du foie et de l'intestin, purgative, sollicite d'une part les sécrétions biliaire et intestinale pour délayer les matières et lubrifier les surfaces, et de l'autre, détermine la contraction musculaire jusqu'à l'expulsion complète de la cause de toutes ces souffrances, l'excrément non stimulant.

Passons maintenant aux effets de l'eau prise en même temps que l'aliment. Dans les pays chauds, la sécrétion de la salive est, comme toutes les sécrétions, très-peu active ; il est donc très-utile en mangeant, de boire de petites gorgées de liquide, qui humecte les muqueuses buccale et pharyngienne, délaye l'aliment et facilite sa mastication et sa déglutition. L'eau pure suffit à ces offices, et, prise en quantité modérée, elle s'imprègne des qualités stimulantes des aliments, et n'a sur la digestion qu'une influence favorable. Mais, dans les pays humides, on est bien loin de se trouver satisfait d'une portion si limitée de liquide qui suffirait cependant aux besoins organiques, et, la soif aidant, on en boit des quantités considérables. Il arrive que le suc gastrique trop étendu n'a plus sur les aliments qu'une action affaiblie, la digestion se ralentit, est pénible, l'estomac se gonfle, des renvois et des aigreurs se manifestent.

Les Espagnols ont transmis à leurs descendants

de l'Amérique, l'habitude de ne boire qu'à la fin du repas ; alors ils mettent dans la bouche un petit morceau de sucre, ou une sucrerie quelconque, et avalent d'un seul trait, une quantité quelquefois énorme d'eau ; on comprend facilement ce que cette pratique renferme d'inconvénients.

Incomplétement ramolli par la salive, le bol alimentaire n'est qu'une masse compacte que le suc gastrique ne peut entamer qu'avec difficulté ; une quantité abondante de liquide vient achever de remplir l'estomac sans pénétrer la substance alimentaire, dissout le suc gastrique, et la digestion par conséquent se fait avec lenteur et difficulté. Il ne se passe pas cinq minutes après la dernière gorgée d'eau que des renvois nombreux se manifestent, suivis souvent d'un flot de liquide aigri qui remonte l'œsophage par une sorte de rumination ; ces renvois persistent très-répétés, une heure et demie ou deux heures après le repas, et diminuent peu à peu.

L'action de l'eau dans les pays chauds et humides est d'autant plus contraire à la digestion que les aliments sont moins stimulants : boire de l'eau en abondance après un repas de légumes féculents, de viandes blanches ou de fruits, c'est s'exposer à avoir une digestion beaucoup plus lente et plus pénible que si ces aliments étaient pris seuls (1).

L'eau tiède est, comme on le pense bien, beaucoup plus indigeste que l'eau froide. Nous ne nous y arrêterons point et nous remettons à l'article *Régime* ce que nous avons à dire sur le moyen le plus propre à calmer la soif dans les pays chauds et humides. Il nous faut examiner maintenant l'influence de l'eau appliquée à l'extérieur de l'organisme, c'est-à-dire les bains.

Bains.

Pris de temps à autre, les bains sont salutaires dans les pays chauds et humides, parce qu'ils nettoient la peau des résidus non volatils de la sueur qui la couvrent, l'encrassent, l'irritent et déterminent, en même temps que l'extrême stimulation du tissu cutané, la formation d'une éruption dont

(1) Comme je l'ai dit, j'ai fait abstraction de l'eau, considérée comme liquide réfrigérant : ainsi, dans une marche par un temps chaud, la soif est intense, et on peut boire à sa satisfaction sans qu'il en résulte aucun inconvénient pour les fonctions d'exhalation cutanée et pulmonaire, pourvu qu'on continue la

nous avons déjà parlé sous le nom d'échauboulures. Ces bains produisent donc un effet très-agréable et salutaire, qui se traduit par un bien-être intérieur et une sensation de fraîcheur, qui, malheureusement, ne durent point assez longtemps. C'est là justement que l'abus commence. On s'est trouvé bien hier d'un bain que l'on a pris pour la première fois depuis six ou huit jours, on se rappelle la satisfaction intérieure qui s'en est suivie... La chaleur est maintenant accablante, il faut se baigner encore... Ce bain vous laisse moins allègre que celui d'hier, demain on se baignera donc de nouveau, encore après-demain, tous les jours, jusqu'à ce que l'on rattrape cette sensation si agréable qui a suivi la première immersion; mais cette sensation fuit toujours, et laisse à sa place la fatigue, l'épuisement, une chaleur interne qui fait qu'on n'est bien que dans l'eau, une soif inextinguible, et enfin la perte de l'appétit et du sommeil.

Les bains de mer sont nuisibles dans la saison chaude et pluvieuse. Ils ne nettoient point la peau;

marche. Ceci est presque de connaissance vulgaire, et d'ailleurs n'est pas seulement propre au pays chauds, mais plus encore aux contrées d'une latitude plus éloignée. Il en est de même du fait de boire à petites gorgées; c'est, dans tous les pays, une excellente pratique.

loin de là, ils la laissent couverte d'une couche huileuse qui s'essuie difficilement. L'éruption des échauboulures augmente beaucoup. Bref, un malaise assez grand s'ensuit. Dans la saison sèche et fraîche, quelques personnes en ressentent de bons effet; mais ces effets fussent-ils mauvais, il n'y aurait point d'inconvénient à ne pas les signaler; car, alors, la température de l'eau, comparativement très-froide, est une cause d'éloignement : c'est par conséquent le meilleur correctif que l'on puisse trouver.

Dans les pays chauds et secs, aucune pratique n'est plus agréable ni plus salutaire que les bains d'eau fraîche ou légèrement tiédie. Bon nombre de personnes en prennent deux par jour, et en sortent toujours plus rafraîchies, plus gaies, plus alertes; je n'ai pas besoin de dire que ce bon résultat dépend de la modification que l'organisme subit sous l'influence de la chaleur sèche.

On trouvera peut-être que cette antithèse perpétuelle entre les pays chauds et humides, et chauds et secs, se rencontre trop souvent sous ma plume; je ne puis, en vérité, faire autrement. Ma conviction profonde est que la cause de toutes les erreurs qui circulent sur les pays chauds, gît dans la confusion que l'on a faite de climats si différents. Qui n'a pas cru, jusqu'à présent, que les rafraîchissants et le régime frugal constituaient la règle de conduite par excellence dans ces contrées? Je l'ai cru, comme tout le monde, mais l'expérience m'a bientôt démontré que cela n'était vrai que pour les pays secs. Le plus grand nombre s'accordent à rejeter les stimulants solides ou liquides, la viande, par exemple, le vin, les liqueurs, le café. C'est un tort pour les pays humides. On n'a considéré que l'abus, et de là on a conclu à la proscription de l'usage. Je continuerai donc à signaler, chemin faisant, toutes les différentes influences qui résultent de l'action sur l'organisme d'un même agent dans les pays humides et dans les pays secs. J'arriverai peut-être ainsi à établir sur des bases solides cette loi nouvelle d'antagonisme hygiénique : *Dans le plus grand nombre des cas, ce qui est salutaire à l'organisme dans les pays chauds et secs, devient nuisible dans les pays chauds et humides, et vice versâ.* Nous aurons soin de signaler les exceptions.

Quelques mots maintenant sur la mauvaise influence de certaines boissons. Les plus usitées de toutes les boissons aqueuses sont la limonade, l'orangeade, ou l'eau sucrée, acidulée avec la crème de tartre; leur action est plus relâchante encore que celle de l'eau pure et plus destructive de l'appétit. La soif est beaucoup plus difficile à éteindre, et elle existe toujours impérieuse.

L'eau acidulée avec le vinaigre est, à certains égards, préférable à l'eau pure, en ce sens qu'elle satisfait la soif sous un moindre volume que celle-ci, c'est-à-dire qu'elle est plus facilement digérée et absorbée; mais qu'on ne s'y méprenne point : son usage continu entraîne les mêmes inconvénients que les autres boissons aqueuses, simples ou acidules. On dit que l'oxycrat est sudorifique, et que l'activité de l'exhalation cutanée étant de première nécessité dans les pays fiévreux, on doit en préconiser l'usage pour ces contrées. D'abord, dans les pays chauds et humides, il ne s'agit pas de pousser à la peau : la sueur n'est pas assez abondante, il est vrai, en tant que déperdition de liquide, parce que l'air saturé d'humidité ne peut s'en charger; mais l'effort physiologique pour produire cette sueur est bien assez puissant, sollicité qu'il est par l'intensité de la chaleur, sans être aidé par l'ingestion de substances spécialement sudorifiques. Ce dont il s'agit avant toutes choses, c'est de combattre l'atonie de l'estomac, de réveiller l'appétit et de soutenir la nutrition. Or, vous n'y arriverez jamais par le secours des boissons acidulées : leur effet immanquable est d'augmenter la soif et de détruire l'appétit. Les eaux acidulées en général et l'oxycrat en particulier, devraient donc être proscrits du régime des habitants des pays chauds et humides. Dans les pays secs, au contraire, leur utilité est incontestable, et c'est à cette circonstance du climat favorable, qu'il faut attribuer tous les bons effets qu'on a retirés de l'oxycrat dans les temps anciens et modernes : dans les pays chauds et secs, comme rafraîchissant ; dans les pays froids et humides, comme sudorifique.

D'après ce qui vient d'être dit de l'eau et des boissons acidules, il est facile de conclure l'effet des boissons simplement émollientes. L'eau d'orge, de mauve, de lin, de psyllium ou d'autres graines mucilagineuses, sont tour à tour nuisibles dans les contrées humides, ou favorables dans les pays secs.

J'ai toujours remarqué que les personnes qui buvaient continuellement de l'eau ou des boissons aqueuses émollientes et acidules, étaient les premières victimes des maladies paludéennes, lors de l'épidémie annuelle. J'ai déjà fait pressentir que l'eau ne pouvait être considérée comme cause de ces maladies qu'en tant que la débilité de l'estomac qui résultait de son usage, entraînait une diminution de la nutrition, par suite, la débilité générale, et, comme conséquence, une absorption plus active des miasmes, et une réaction insuffisante contre ces causes morbifiques.

Passons maintenant à la considération d'un fait qui a sur l'organisme une influence débilitante, bien plus marquée dans les contrées humides que dans d'autres climats.

L'acte vénérien.

Nous avons dépeint l'habitant des pays humides, sous l'influence d'un état atonique de l'estomac, de la diminution de la nutrition, et de la langueur générale des fonctions.

Apathie morale, apathie physique, tel est le portrait de l'homme de ces contrées. Une seule fonction persiste dans toute son énergie, accrue même : c'est celle qui préside à la génération. La précocité génitale des deux sexes est un fait trop connu pour qu'il soit nécessaire de le proclamer de nouveau. L'Européen acclimaté qui a subi toutes les modifications organiques nécessaires à sa conversion en indigène, se trouve aussi en possession de ce surcroît d'énergie génitale. Je dis énergie, ce n'est peut-être pas le mot propre, c'est désirs constants qu'il faudrait dire; car l'énergie implique la faculté d'agir et de répéter l'action sans diminution notable des forces, tandis que dans l'état de la constitution de l'indigène, la réitération de l'acte amène, comme conséquence immanquable, la débilité générale et locale. Les plaisirs sexuels ont tué plus d'hommes, bien certainement, que l'ivrognerie. L'appétit se perd, les forces générales diminuent, l'exercice est odieux, le repos désiré, la physionomie respire la nonchalance et l'abandon, les pensées sont confuses ou ne sont dirigées que sur un seul point, les embrassements vénériens. Je n'entends point seulement parler de l'abus des plaisirs sexuels, ses effets dans tous les pays sont les mêmes, mais je regarde l'acte en lui-même comme nuisible, lorsqu'on le pratique un nombre de fois qui, en d'autres pays, n'amènerait aucun mauvais résultat; ou, si l'on veut, dans les contrées chaudes, il ne faut pour constituer l'abus qu'un nombre d'actes bien plus restreint que dans les régions tempérées.

On comprend toutes les conséquences que peut entraîner, dans un lieu à émanations miasmatiques, l'affaissement général qui résulte de la pratique abusive des plaisirs génitaux : comme pour l'alimentation, comme pour les boissons, l'absorption miasmatique est plus copieuse, et la réaction d'un organisme débilité, insuffisante. Dans les pays secs, l'abus n'est constitué que par un chiffre plus élevé : on peut donc, sans crainte d'aucun mauvais résultat, se relâcher un peu de la réserve qu'un climat humide impose.

Ici se termine l'énumération des causes, qui ont pour effet d'augmenter la modification organique produite par la chaleur humide. Il était d'autant plus important de les signaler, qu'en général, elles flattent les désirs de l'homme que la raison ne guide pas et qui s'abandonne, sur la foi d'instincts trompeurs, aux exigences apparentes de ses organes. Il n'a point d'appétit, et il ne mange plus que des aliments légers, sapides, qu'il peut avaler sans efforts; il est altéré, et il boit sans cesse des boissons aqueuses, acidules, émollientes; il est sollicité à l'accomplissement répété de l'acte génital, et il y court avec empressement; car il ne peut se figurer, qu'il lui est utile de manger des aliments nourrissants, lorsqu'il n'a pas faim, de limiter la quantité de ces boissons ou d'en changer l'espèce, lorsqu'il est très-altéré, et d'être continent, lorsque les appétits érotiques, en même temps que le pouvoir de les satisfaire, l'invitent ardemment au seul acte auquel l'affaissement de l'organisme lui permet encore de se livrer.

Lorsqu'on parle de l'énervation, de l'atonie, de la faiblesse que présente l'habitant des pays chauds, on attribue cet état à la seule influence du climat. Les causes secondaires que nous avons signalées, comptent pour beaucoup dans la production de ces phénomènes : car les personnes qui, connaissant leur influence, savent l'éviter, se maintiennent comparativement bien plus fortes, bien plus énergiques, bien plus actives, et leur santé se conserve aussi longtemps qu'il est possible de la maintenir au milieu d'agents délétères.

Que l'on compare les individus qui se sont abandonnés à l'action des causes secondaires ci-dessus décrites, avec ceux qui ont suivi un régime bien entendu, et l'on verra les premiers, l'estomac gonflé, inappétent ou affecté de malacie, mangeant du charbon des cendres de tabac, de la craie, de la terre de faïence, du sel, du plâtre, de la chaux constamment altérés, buvant d'énormes quantités de liquide, sujets aux engorgements de la rate, du foie, à la constipation alternant avec des diarrhées copieuses, avec propension au sommeil durant le jour, ne pouvant dormir la nuit, nonchalants, indécis, pâles, bouffis et d'une apparence chlorotique. Les seconds, au contraire, conservent un appétit moyen, qui leur permet de manger des aliments nutritifs; les forces se maintiennent, ou ne cèdent que peu à peu et d'une manière presque insensible ; l'énergie morale se soutient, ils sont actifs et dispos, et ne donnent au sommeil que le temps nécessaire au repos des organes ; l'apparence extérieure est bonne, le regard est vif, on voit le sang circuler sous la peau, etc.; et cependant, ces hommes, si différents par la santé, sont soumis aux mêmes influences générales ! La cause d'une dissemblance si grande, n'est donc que dans la pratique des causes secondaires que nous avons signalées comme nuisibles.

SECTION II. — DES CAUSES SECONDAIRES QUI FAVORISENT OU DÉTERMINENT L'EXPLOSION DES AFFECTIONS INFLAMMATOIRES, SOURDEMENT FOMENTÉES PAR L'ACTION, SUR L'ORGANISME, DE LA CHALEUR SÈCHE.

Le régime animal.

Les opinions sur le régime convenable aux pays chauds, se sont divisées jusqu'à présent en deux sortes. Dans l'une, il est dit que l'état de susceptibilité des organes digestifs indique comme nécessaires les aliments légers et rafraîchissants : c'est l'opinion la plus généralement admise; dans l'autre, on soutient au contraire, que l'état de faiblesse générale de l'organisme, l'atonie de l'estomac, la nécessité d'une réaction vigoureuse, font une loi d'une alimentation stimulante et nutritive. Cette dernière opinion a été combattue par le plus grand nombre des auteurs qui ont traité de ces matières et qui n'ont pas manqué de traiter de préjugés les préceptes que quelques personnes éclairées par l'expérience, bien qu'incomplète, ont voulu mettre en pratique.

Celui qu'un long séjour dans les pays chauds n'a pas instruit, doit se trouver dans une singulière perplexité, lorsqu'il lit dans la plupart des ouvrages, que dans ces contrées, le système nerveux irritable, l'estomac affaibli, exigent que l'alimentation soit douce, facile à digérer, peu nutritive et peu stimulante; tandis que, quelques lignes plus loin, on lui apprend que les condiments âcres, le poivre, le piment, sont très-usités par les habitants de ces pays, et que leur usage est utile, parce qu'ils réveillent l'atonie de l'appareil digestif. Que croire en présence de ces contradictions? Ici on doit se garder de la stimulation, plus bas on la préconise. Là, on proscrit le vin et les boissons fermentées, parce que l'estomac est irritable et que l'organisme est dans un état de stimulation extrême; on exalte les propriétés de l'eau pure, des liquides aqueux, acidules, de l'oxycrat, parce qu'elles ont une vertu sédative et rafraîchissante, et plus loin l'on conseille le quinquina, les amers, le café!

Ces opinions si contradictoires ne peuvent être comprises et acceptées, lorsqu'on les présente, comme on l'a toujours fait, comme applicables aux pays chauds en général; mais si l'on vient à remarquer la différence d'action de ces climats sur l'organisme, selon qu'ils sont chauds et humides ou chauds et secs, alors tout s'éclaircit et se classe. Aux contrées humides, les stimulants, les nutritifs et les toniques; aux contrées sèches, le régime frugal et rafraîchissant. Examinons donc en détail l'influence du régime animal dans les pays chauds et secs.

On sait que dans les pays chauds, les pâturages sont extrêmement abondants pendant la moitié de l'année, tandis que dans l'autre, ils se dessèchent et finissent par disparaître complétement. Le bétail subit ces phases de la végétation; il vit dans l'abondance lorsqu'elle est vigoureuse, dans la misère et dans la privation, lorsqu'elle est anéantie; sa chair présente des qualités exactement proportionnelles à la nourriture qu'elle a reçue, tantôt grasse, pleine de sucs et tendre, tantôt maigre, desséchée et coriace. A toutes les époques de l'année, il est une circonstance qui tend à diminuer sa tendreté, ou, si l'on veut, à augmenter sa résistance à la mastication et à la digestion: c'est l'obligation dans laquelle on se trouve, de la faire cuire aussitôt après la mort de l'animal, car la putréfaction marche si promptement et ses périodes sont si courtes, qu'il serait impossible de faire subir à la chair des animaux les délais employés en Europe pour amortir la cohésion des fibres et faciliter leur division.

Ces différences de qualité dans la viande influent considérablement sur la nutrition. On en comprend facilement le motif. Plus stimulante et plus nutritive lorsqu'elle est riche en sucs, elle devient inerte, et sollicite, sans profit pour l'économie, les efforts réitérés de l'estomac pour la digérer, lorsqu'elle n'est que fibres sèches et que ligaments.

Dans l'Amérique espagnole, les indigènes, par leur ignorance en matière culinaire, font subir à la viande des préparations qui la rendent dans tous les temps aussi dure et aussi coriace que possible, et lui font perdre, dans la saison favorable, toutes ses bonnes qualités. S'ils la font bouillir, ils ne savent pas ménager l'ébullition qui est toujours trop forte, réparent incessamment la perte considérable du bouillon par l'addition d'eau froide, et finissent, au bout de quelques heures, par n'avoir plus qu'une masse de fibrine dépouillée de sucs, et un bouillon beaucoup trop étendu, auquel ils sont obligés de communiquer quelque saveur, par l'addition de graisse frite; s'ils font rôtir la viande, ils la laissent se dessécher au feu, et ne la retirent que lorsqu'elle est brunie et ratatinée.

Il est aussi d'un usage très-fréquent dans les pays chauds, de faire sécher les viandes à la fumée ou au soleil. Cette pratique durcit la fibre et la rend bien plus difficile à digérer; mais elle communique à la viande une sapidité plus prononcée, que les indigènes recherchent beaucoup ; aussi en mangent-ils de préférence à toute autre.

Quelles que soient les préparations qu'a subies la chair des animaux, voici ce qu'on remarque des effets que son usage détermine dans les pays chauds et secs, abstraction faite, bien entendu, des propriétés délétères que les maladies de l'animal ou la putréfaction peuvent y avoir développées.

Le premier fait qui se présente à l'observation, est la répugnance que manifeste l'homme de ces contrées, à l'usage de la viande en général et surtout de celle de bœuf et de mouton, *non condimentés avec le piment ;* la volaille seule fait exception.

Chez ceux qui font de la viande leur nourriture habituelle, un de ces deux résultats se fait sentir. Dans l'un, la viande subit complétement l'élaboration stomacale et intestinale, et alors ses sucs nutritifs sont absorbés et mêlés à la masse du sang auquel ils communiquent une vertu stimulante qu'il possède déjà en excès ; une irritation générale ne tarde pas à s'ensuivre, manifestée par la chaleur extrême de la peau, l'intensité de la soif, l'insomnie, en un mot, par tous les signes réunis de la pléthore.

La tendance aux maladies inflammatoires devient très-prononcée, la cause la plus insignifiante peut en être alors le motif; souvent elle n'est pas même nécessaire, car la maladie se développe par l'usage continu du même régime. Voici ce qui arrive alors : l'estomac, déjà prédisposé, s'exaspère sous l'influence d'un aliment stimulant ; la digestion est hâtive, en ce sens que les contractions péristaltiques font passer l'aliment dans l'intestin avant sa complète élaboration ; cette masse alimentaire non modifiée détermine la sécrétion abondante ou pervertie de bile ; les intestins s'irritent, s'enflamment, et bientôt l'on voit apparaître la diarrhée et la dyssenterie, souvent précédées de l'hépatite. Ce second résultat du régime animal continu n'est pas toujours consécutif, il se manifeste souvent d'emblée, dès les premiers jours de cette alimentation.

La preuve de cette action pléthorique et inflammatoire de la viande ne se trouve pas seulement dans le tableau des phénomènes que nous venons de tracer, mais encore dans la médication que l'on fait subir aux personnes chez lesquelles le régime animal continu les a fait développer.

La saignée, les bains, les boissons aqueuses et la diète font prompte justice de la pléthore ; et contre la diarrhée, la dyssenterie et l'hépatite, la même méthode est suivie avec succès et est la seule que dans les pays chauds et secs on doive employer. J'insiste sur ce fait, parce qu'il est une preuve nouvelle de l'antagonisme constant qui existe entre la constitution de l'homme de ces contrées, les maladies qu'il subit, le régime qu'il doit suivre, la médication que l'on doit mettre en œuvre, et la constitution, les affections, le régime alimentaire et médical de l'habitant des pays chauds et humides. Dans ces derniers, en effet, la méthode antiphlogistique est presque toujours très-nuisible. La diarrhée et la dyssenterie doivent être traitées par les évacuants vomitifs et purgatifs, l'ipécacuanha d'une part, la rhubarbe et le calomel de l'autre ; et presque jamais par la saignée, les bains froids, les boissons acidules, etc., qui ne font le plus souvent qu'exaspérer les symptômes.

Ainsi, de l'usage de la viande résultent ces deux choses : un état général pléthorique, et un état local d'inflammation ; irritation et stimulation générales extrêmes, d'un côté; de l'autre, hépatite, diarrhée et dyssenterie.

Les qualités de la viande influent sur la production de l'un ou de l'autre de ces états. Lorsque la chair est grasse, succulente et tendre, sa digestion est plus facile, l'élaboration plus complète, l'absorption plus abondante, et la richesse stimulante du sang s'accroît jusqu'à l'excès. La chair est-elle maigre, desséchée et fibreuse, elle est beaucoup moins attaquable par les sucs gastriques, sa digestion est toujours incomplète , son passage dans les intestins prématuré ; elle sollicite d'une manière exagérée la sécrétion biliaire, irrite la muqueuse intestinale et détermine les affections locales. C'est le cas le plus fréquent dans les contrées sèches de l'Amérique espagnole, où, comme je l'ai dit, la coutume est, par la cuisson ou par le rôtissage excessifs, d'enlever à la viande ses propriétés nutritives et stimulantes, pour ne lui laisser que les qualités indigestes, irritantes encore par le fait même de leur indigestibilité; aussi dans ces régions les maladies inflammatoires de l'appareil digestif et biliaire sont bien plus fréquentes que la pléthore générale.

Les viandes salées ou fumées et séchées au soleil doivent être considérées comme celles dont l'action locale est la plus intense : pauvres de matières nutritives, dures, fibreuses et stimulantes par la présence de produits que la salure y a déposés, ou que la fumigation et la dessiccation, toujours incomplètes, y ont développés, elles causent un grand nombre de diarrhées et de dyssenteries.

De toutes les viandes consommées dans les pays chauds la meilleure sans contredit, la moins stimulante, la plus digestible est celle des gallinacés : elle n'est pas assez riche en particules stimulantes pour que celles-ci, absorbées, contribuent à exalter les qualités excitantes du sang ; elle n'est pas, de plus, assez dure et assez fibreuse pour que l'estomac ne puisse la réduire avec facilité.

La chair de certains animaux, comme le porc, le taureau, le canard, etc., devrait aussi nous occuper ; mais nous remettons à un prochain article l'occasion d'en parler.

Les condiments âcres : le poivre et le piment.

Dans les pays chauds et humides, l'atonie du système digestif rend l'usage du poivre et du piment extrêmement utile : ces condiments réveillent l'action de l'estomac, sollicitent l'appétit, et contribuent à l'entretien de la santé, par la stimulation que leurs molécules, absorbées en même temps que les aliments, communiquent au sang et par suite à toutes les fonctions, presque anéanties par l'influence énervante de la chaleur. De l'effet sur l'économie, des condiments âcres dans les pays humides, on peut en déduire *a priori* l'action dans les contrées sèches. Qu'observe-t-on, en effet ?

D'abord, leur emploi n'est pas nécessaire et rien ne le réclame, puisque, dans ces régions, loin d'être dans l'atonie, l'appareil digestif est au contraire très-irritable, s'enflamme sous l'action des aliments et des liquides stimulants, et se calme par l'influence de boissons rafraîchissantes et d'un régime doux, régime et boissons qui ne font qu'augmenter l'état atonique des entrailles, dans les pays humides. La condition de nécessité étant écartée, voyons maintenant les effets que l'usage détermine.

L'effet local est une stimulation très-violente de la membrane muqueuse gastrique, manifestée par une sensation de chaleur intense au creux de l'estomac, s'étendant bientôt à toute la région supérieure de l'abdomen ; l'apparition de palpitations énergiques, souvent douloureuses, et une sensation de brûlure très-considérable dans le rectum et à l'anus lors de l'excrétion des produits de la digestion. Ces produits sont presque toujours mous ou semi-liquides, accompagnés d'une grande quantité de bile et de sécrétion intestinale.

Dans les pays humides, l'usage constant du piment à hautes doses produit aussi, comme nous l'avons dit, des palpitations purement nerveuses qui se dissipent par l'ingestion d'un nouveau repas, ou par des passes magnétiques au creux de l'estomac. Dans les pays secs, c'est seulement au moyen d'applications émollientes ou révulsives, comme des compresses trempées dans l'eau-de-vie, qu'on parvient, le plus souvent, à dissiper ces phénomènes, qui ne cessent en totalité que longtemps après la digestion, ou quelquefois ne font que diminuer d'intensité à certaines heures de la journée : la cessation ou la diminution de ces palpitations est toujours accompagnée de hoquets ou de vents.

La digestion gastrique et intestinale, lorsque l'inflammation n'existe pas encore, est toujours précipitée; ainsi, l'excrétion des produits excrémentitiels d'un repas fortement condimenté ne se fait jamais attendre plus de quatre ou cinq heures après ce repas : c'est bien là l'effet que doit produire une substance aussi stimulante qui sollicite avec autant d'énergie les sécrétions biliaire et intestinale, et les contractions de la membrane musculaire. Qu'on se figure donc l'état organique du système digestif dans les pays secs, état de sensibilité extrême dans lequel l'estomac, en contact avec une substance éminemment mais simplement stimulante, le piment, et avec un aliment à la fois stimulant et nutritif, comme la viande, difficile à digérer par la rigidité de ses fibres, et l'on concevra aisément comment les diarrhées et les dyssenteries sont si fréquentes dans ces contrées.

L'effet général qui résulte de l'usage des condiments âcres, et spécialement du piment, est très-marqué. La circulation devient beaucoup plus active, la chaleur de la peau est très-développée, et très-souvent il se produit une éruption de taches clair-semées, siége de démangeaisons très-fortes; ces taches, de la grandeur d'une pièce d'argent de cinq centimes jusqu'à celle d'une lentille, sont rouges chez les Européens ou les personnes blanches, brunes et noirâtres chez les sang-mêlés. Elles occupent toute la superficie du corps, quelques personnes en sont comme tigrées. C'est sur la poitrine qu'elles apparaissent d'abord. Elles sont d'autant plus intenses que la température est plus sèche.

Lorsqu'on les gratte, l'épiderme s'enlève facilement et laisse à nu le derme, vivement coloré. Les urines deviennent brûlantes et sont fortement rougies. Tout dénote une stimulation générale violente, accompagnée d'une soif considérable. A tous ces phénomènes se joint une excitation cérébrale particulière, qui se traduit par une sorte d'ivresse qui jette un voile sur les idées, rend la perception de la vue confuse, émousse l'odorat, exalte le caractère et vous met dans un état notable d'impatience et d'agacement. Cette action spéciale du piment sur le système nerveux est très-prompte, mais elle est peu durable ; quelques instants suffisent pour la faire tomber, et l'on ressent alors un affaissement cérébral extrême, avec propension au sommeil, état auquel on ne manque pas de remédier par l'ingestion d'une nouvelle quantité de ce condiment. Mais si les effets nerveux sont peu durables, il n'en est pas de même de l'activité de la circulation, de la chaleur intense, des démangeaisons, etc., qui persistent, s'augmentent incessamment par la continuité d'emploi du même agent, et ne se terminent que par l'explosion de quelque inflammation gastrique, intestinale ou hépatique.

Ainsi, stimulation locale énergique, d'une part ;

de l'autre, stimulation générale intense et durable dans la plus grande partie de ses effets : tels sont les résultats qu'entraîne, dans les pays chauds et secs, l'usage du piment. On ne saurait donc trop répéter que ce condiment n'est utile que dans les contrées humides ; partout ailleurs il est extrêmement pernicieux, si l'on s'en rapporte à l'état organique de l'homme qui habite ces régions, et à l'expérience.

Les boissons alcooliques. — Le vin.

Par ce qui vient d'être dit de l'action des condiments âcres dans les pays chauds et secs, on est préparé à apprécier convenablement l'effet des boissons alcooliques.

Le vin a, comme le piment, un effet local, de stimulation extrême de l'estomac, du foie et des intestins, qui se traduit souvent en gastrites, en diarrhées ou en hépatites ; et un effet général, qui résulte de l'absorption des particules alcooliques, de leur mélange avec le sang, auquel elles communiquent une vertu de stimulation plus forte encore que celle que le climat lui a imposée : d'où accélération de la circulation et de la respiration, calorification extrême, et augmentation de la transpiration cutanée insensible.

Il faut bien s'entendre. Ce que nous venons de dire ne s'applique pas seulement à l'abus, mais à l'usage du vin dans les pays secs. Sur ce point encore, je dois combattre l'opinion des auteurs qui ont traité de cette matière. Ils s'élèvent avec force et raison contre l'excès des boissons alcooliques, le regardent comme le fléau des populations des contrées équatoriales, et ne limitent la proscription qu'à l'emploi raisonnable de ces liquides, dont ils admettent l'utilité : or, ils ne donnent point les raisons de cette tolérance. De ce que le vin est utile dans certains lieux, on ne doit pas conclure à son emploi raisonnable dans toutes les circonstances possibles : ce serait une grande erreur, car dans les pays très-secs l'usage journalier du vin, si modéré qu'il puisse être, est toujours nuisible ; il coopère avec plus ou moins d'énergie, suivant sa qualité ou sa quantité, à l'action modificatrice du climat ; il augmente les qualités stimulantes du sang par l'absorption de ses molécules, ajoute à l'excitabilité déjà si prononcée de la muqueuse gastro-intestinale, et favorise le développement de toutes les affections auxquelles, par cette irritabilité même, elle est déjà prédisposée. Un grand nombre de personnes font impunément, je ne l'ignore pas, un usage journalier du vin dans les contrées sèches; mais cette immunité tient à ce que ce liquide développe, par ses effets, l'appétence de boissons qui en sont le correctif. Ainsi, ceux qui boivent du vin à leurs repas ressentent peu après, indépendamment de tous les phénomènes propres à un état général de stimulation intense, une soif très-considérable qu'ils ne peuvent assouvir qu'au moyen d'une grande quantité d'eau pure ou d'une boisson quelconque rafraîchissante : c'est ainsi qu'ils parviennent à atténuer les effets locaux et généraux de ce liquide stimulant.

Dans les pays chauds et humides, la méthode doit être bien différente. Ici, l'usage du vin est non-seulement permis, mais commandé par le climat; il est nécessaire que l'organisme soit stimulé localement pour obvier à l'atonie de l'appareil digestif, et généralement pour activer toutes les fonctions de circulation, de sécrétion et d'exhalation nécessaires à la réaction indispensable contre les miasmes ou à leur élimination.

La tolérance de l'économie pour le vin présente des différences extrêmes dépendant du climat.

Vous en prendrez un verre dans une contrée sèche, et vous vous sentirez tout agité, chaud, altéré et dans un commencement d'ébriété; tandis qu'une bouteille dans un pays humide vous laissera vigoureux et dispos de corps et d'esprit. Ces quantités n'ont rien d'absolu, comme on le pense bien, je ne veux en signaler que le degré relatif d'influence. L'abus est donc bien près de l'usage dans la contrée sèche, il s'en éloigne considérablement dans le pays humide. On déclame beaucoup contre l'habitude du vin dans les pays chauds. Si ces attaques sont dirigées contre l'usage immodéré excessif, poussé jusqu'à l'ivrognerie permanente, elles sont justes, mais ne sont plus seulement applicables aux contrées chaudes; car dans tous les pays l'ivrognerie conduit aux mêmes résultats. Mais si, par là, l'on veut entendre que l'usage habituel, abondant, du vin est nuisible, je dois déclarer que je ne partage en aucune manière cette opinion. Dans tous les pays humides de l'intérieur des terres ou des côtes que j'ai parcourus sous les tropiques, j'ai toujours vu que les Européens acclimatés, vivant d'ailleurs dans les circonstances les plus favorables d'habitation, de nourriture, etc., qui faisaient du vin leur boisson habituelle, avaient une santé bien meilleure que celle des indigènes buveurs d'eau. J'en ai vu un grand nombre, des Anglais surtout et des Allemands, se lever tous les jours de table dans un état voisin de l'ivresse, entre deux vins, comme on dit, et conserver l'aspect le plus florissant. Les étrangers, que les idées européennes sur l'hygiène des pays chauds engageaient à l'abstinence, résistaient avec bien moins de succès à l'influence du climat.

Loin de moi l'idée de prêcher l'intempérance! l'état constant habituel d'ivresse est souvent suivi d'accidents très-graves. Le premier de tous qui se présente est de supprimer l'appétence des aliments solides : l'ivrogne ne mange plus, la nutrition s'altère, l'organisme est affaibli et sans défense contre les influences délétères; des fièvres intermittentes très-graves surviennent, des tumeurs de la rate et surtout du foie apparaissent, souvent suivies d'ascite ou d'anasarque, des diarrhées et des dyssenteries se déclarent, le cerveau, dans un moindre nombre de cas, est affecté. Dans douze cas de folie ébrieuse, que j'ai eu occasion d'observer, neuf malades se renfermèrent dans un mutisme presque complet, dont on ne les arrachait qu'à force d'excitations de toutes sortes; les trois autres étaient loquaces. J'en ai vu mourir quatre, non par les progrès d'une affection organique, mais par leur persistance inébranlable à refuser toutes sortes d'aliments; ils sont morts de faim. Mais ces mauvais résultats de l'ivrognerie ne sont point aussi fréquents qu'on l'a prétendu; ils dépendent le plus souvent de la mauvaise composition des liquides frelatés que l'on vend comme du vin. C'est un fait que M. Thévenot a signalé comme se passant journellement au Sénégal, et comme produisant un grand nombre de maladies. La plupart des observations que l'on a données, sont tirées de l'abus du vin dans des contrées sèches ou dans la saison sèche, comme la peste d'Orient, qui, au rapport de Desgenettes, sévissait de préférence sur les hommes adonnés aux liquides alcooliques. Nous ne nous étendrons pas davantage sur ce sujet, et nous croyons pouvoir émettre les conclusions suivantes : Le vin, même pris abondamment (sans aller toutefois jusqu'à l'excès), loin d'être nuisible dans les pays chauds et humides, est toujours favorable.

Dans les pays chauds et secs, au contraire, son usage, même le plus modéré, doit être proscrit rigoureusement.

Les liqueurs. — L'eau-de-vie, l'absinthe, le rhum, etc.

Ce que nous venons de dire du vin, pour les contrées sèches, s'applique *à fortiori* à l'eau-de-vie. Cette liqueur est non-seulement un stimulant général trop énergique; mais, par ses propriétés physiques dues à la concentration de l'alcool, elle exerce sur les tissus avec lesquels elle est en contact, une action très-dangereuse qui se termine ordinairement par le racornissement, l'épaississement et l'inflammation chronique des membranes. Les indigènes des pays chauds, qui ont, en général, une certaine répugnance pour le vin, ont un goût très-prononcé pour les liquides alcooliques; aussi, il s'en consomme des quantités très-considérables. De l'usage, même très-modéré, de ces liqueurs, résultent des maladies nombreuses. «L'alcool, voilà notre ennemi le plus cruel et la véritable plaie de l'Algérie,» s'écrie M. Périer. On ne saurait donc les prohiber trop sévèrement.

Dans les pays humides, les liqueurs alcooliques ne sont nuisibles que prises en grande quantité, c'est-à-dire que l'effet local qu'elles déterminent, par suite de leurs propriétés physiques, peut modifier d'une manière fâcheuse l'état de la muqueuse gastro-intestinale. Prises en très-petite quantité, au contraire, d'un jour à l'autre, et après un repas, elles sont favorables par la stimulation générale et locale qu'elles produisent.

Les mélanges en proportions diverses d'eau-de-vie, d'absinthe, etc., et d'eau, sont, dans les pays secs, nuisibles au même titre que le vin.

Dans les contrées humides, il faudrait se garder d'en boire de grandes quantités, car ils ne tarderaient point à supprimer l'appétit, agissant dans ce cas, plutôt comme liquide aqueux que comme liquide alcoolique.

Le café.

Les effets nerveux du café sont bien plus marqués dans les pays secs que dans les contrées humides; une cuillerée ou deux suffisent pour déterminer l'insomnie. Si l'on en fait un usage habituel, il ne tarde pas à produire un amaigrissement très-prompt.

Je ne puis mieux comparer l'état des personnes qui en prennent habituellement qu'à une sorte de fièvre lente, hectique, sans sueurs bien entendu, ni diarrhée. La peau est sèche et chaude, la paume des mains et la plante des pieds sont brûlantes, la langue est rouge et sèche, les urines rares, la soif constante, le visage est tiré, les yeux cernés, mais brillants, les cheveux sont secs et comme couverts de poussière. Elles boivent de grandes quantités d'eau pure, et recherchent les bains qui, seuls, peuvent tempérer l'état d'ardeur et de sécheresse dans lequel elles sont constamment.

Dans les pays humides, on peut dire que le café est la boisson par excellence. Stimulant de l'estomac, il aide à la digestion du repas; se mêlant au sang, il combat l'apathie de l'encéphale, active toutes les fonctions et communique à l'économie une sensation de bien-être et de force vraiment extraordinaire. C'est par le ton qu'il communique à tout l'organisme, qu'il concourt à l'élimination des miasmes, et qui fait même que, dans certaines fièvres intermittentes, il a produit des guérisons durables. On peut l'employer dans ces contrées, contre un grand nombre d'affections chroniques. Dans certaines diarrhées ou dyssenteries peu développées, il est très-utile. Son action est d'autant plus efficace que la localité est plus humide.

Aussi je conseillerai fortement son emploi dans la saison pluvieuse; dans la saison sèche, il me paraît convenable d'en diminuer la quantité.

Il est important d'insister sur cette distinction, car la juste renommée de l'infusion de café tend de jour en jour davantage à la faire admettre dans l'hygiène des pays chauds. Or, elle n'est favorable que dans les contrées humides ; elle est nuisible, au contraire, dans les pays secs.

Les causes secondaires des maladies, dans les pays chauds et secs, sont, comme on le voit, bien différentes de celles que l'on doit éviter dans les contrées humides. Leur action est cependant beaucoup plus dangereuse, en ce sens qu'elle est le plus souvent efficiente des affections qui se développent, tandis que celle des pays humides agit plutôt en augmentant la prédisposition morbide à l'absorption des particules miasmatiques. Dans le premier cas, la modification organique est telle, qu'il suffira d'un aliment trop stimulant, pour produire une diarrhée ou une dyssenterie; dans le second cas, la prédisposition n'est qu'augmentée par l'action d'une substance émolliente; et pour qu'une affection se développe, la présence du miasme est le plus souvent nécessaire. L'apparition de la maladie ne tient donc qu'à deux termes, dans les pays secs; tandis qu'elle dépend de trois, dans les pays humides.

Cependant, le nombre des maladies est bien moins considérable dans les contrées sèches que dans les contrées humides. Cela tient surtout à ce que les instincts auxquels s'abandonnent toujours aveuglément les indigènes, loin d'être trompeurs, y sont bienfaisants. La soif est toujours intense, et ils boivent de grandes quantités d'eau pure, ils répugnent à l'usage du vin, ne s'adonnent aux liquides alcooliques que mus par une longue habitude, l'appétit est peu développé, ils ne mangent que des légumes ou des fruits, presque jamais de viande. L'Arabe, le nègre, se nourrissent de couscouz et de dattes; l'Asiatique, de riz; l'habitant de l'Océanie, de fruits; l'Américain, de légumes féculents. C'est le régime par excellence des contrées sèches, c'est celui que, sous peine de maladie, on est obligé de suivre rigoureusement. Les Européens, transplantés dans ces climats et qui veulent y continuer l'usage de leur nourriture succulente et généreuse, ne tardent point à en ressentir les effets, et tombent bientôt victimes d'affections abdominales. C'est ce régime qui a été l'objet des louanges constantes des médecins, justes en tant qu'elles s'adressaient seulement aux climats secs; fausses et pernicieuses, quand il s'agit de climats humides.

Nous avons dit que nous signalerions les causes secondaires qui, faisant exception à la loi d'antagonisme que nous avons proclamée, contribuaient à produire les maladies dans les pays chauds, indépendamment de l'humidité ou de la sécheresse de ces contrées. Consacrons donc quelques pages à l'étude de ces causes.

SECTION III. — Des causes secondaires nuisibles, dans les pays chauds en général, et indépendamment de l'humidité ou de la sécheresse de ces contrées.

Ces causes sont de plusieurs natures ; elles ressortent de l'alimentation et de certaines pratiques ou coutumes.

Des aliments. — La chair du porc.

Le porc est l'animal domestique dont la multiplication est la plus abondante dans les pays chauds.

La facilité de le nourrir, le peu de soins qu'il réclame, l'ont fait adopter par toutes les peuplades demi-sauvages de l'Océanie et de l'Amérique. En Chine, on en fait une énorme consommation; sa chair, dans ces contrées, est bien plus fibreuse et plus coriace que dans les pays tempérés. En Amérique, on ne la mange jamais que condimentée fortement avec le poivre et le piment. Indigeste, difficilement attaquée par les sucs gastriques, le secours que les condiments énergiques apportent dans les contrées humides à sa digestion, ne sert qu'à faire contracter prématurément la membrane musculaire de l'estomac, et fait franchir à l'aliment le passage du pylore avant sa complète élaboration. Arrivé dans les intestins, ce n'est plus qu'un corps étranger qui les stimule d'une façon particulière, stimule le foie de la même manière, et détermine souvent une sécrétion abondante de bile et de mucosités intestinales.

Dans les pays secs, l'effet est le même, mais beaucoup plus fréquent et plus énergique, et d'autant plus marqué que la dose du piment que l'on y ajouté est plus considérable.

La loi de Moïse qui a proscrit l'usage de la chair de cet animal, me paraît très-rationnelle, appliquée aux pays chauds, et indépendamment des affections qui peuvent en corrompre la qualité, comme la ladrerie, etc. Les indigènes de l'Amérique espagnole, d'ailleurs, si peu enclins à écouter la voix de l'expérience, sont bien soigneux de n'en pas donner aux convalescents ou aux personnes faibles; et eux-mêmes, lorsqu'on les interroge sur la cause supposée de la maladie dont ils sont affligés, diarrhée, dyssenterie ou anorexie persistante, savent bien la faire remonter jusqu'à l'ingestion d'un repas de viande de porc qui a eu lieu quelques jours auparavant.

Si l'on mangeait ces animaux jeunes encore, à l'âge de trois ou quatre mois, leur chair serait assez tendre pour être attaquée facilement par les sucs gastriques, et pourrait être mangée sans inconvénient. Mais il n'en est rien. On ne les tue que lorsqu'ils sont adultes pour en recueillir le saindoux, et leur chair toute imprégnée de graisse est livrée à la consommation. Elle se trouve alors dans les conditions les plus défavorables à la digestion, ténacité de la fibre d'une part, quantité trop considérable de la graisse, de l'autre.

Je conseille donc à tous ceux qui habitent les pays chauds, de se faire une loi de ne point manger de viande de porc, et de ne point se laisser aller à imiter l'exemple de ceux qui, sous prétexte qu'ils en ont mangé plusieurs fois sans inconvénient, continuent à en faire la base de leur nourriture habituelle.

Viande de taureau, de bélier, de coq, etc.

La chair des animaux qui n'ont pas subi la castration, est, comme on sait, ferme, rigide et douée d'une odeur souvent désagréable. Cette opération l'attendrit d'une manière remarquable, et la prépare à l'infiltration graisseuse qui soulève, sépare, isole les fibres, et les rend bien plus facilement attaquables par les sucs gastriques. Dans un grand nombre de contrées de l'Amérique espagnole, on pousse l'incurie jusqu'à consommer très-fréquemment la viande des animaux entiers. Les taureaux qui ont été tués dans les combats du cirque, les coqs vaincus dans les duels qui sont l'objet de la passion des habitants qui engagent, dans les paris, des sommes considérables, sont tous vendus à vil prix et livrés à la consommation. Soit par le fait même de n'avoir pas subi la castration, soit que l'état d'agitation et de fureur qui a précédé la mort de ces animaux, ait communiqué à leur chair des qualités plus indigestes encore, leur usage produit toujours des résultats très-fâcheux. Des vomissements abondants, dans quelques cas; dans le plus grand nombre, des diarrhées copieuses et des dyssenteries accompagnées de fièvres bilieuses très-graves.

La chair du bélier produit les mêmes résultats.

La chair du porc non châtré est bien plus indigeste encore. En février 1847, un navire partit du port de Mazatlan pour l'Europe, muni d'un grand nombre de poules, de coqs, etc., de quatre béliers et treize porcs dont sept femelles et six mâles. La traversée devant être très-longue, il fut convenu que tous les dimanches on sacrifierait un animal, de manière à pouvoir finir le voyage, sans avoir été dans l'obligation de ne vivre que de viande salée. La première victime fut un bélier; sa chair, dure, fibreuse, d'une odeur comme urineuse, produisit chez quelques individus de l'équipage qui se composait de dix-sept personnes, quelques accidents d'indigestion. Le dimanche suivant, on tua une truie, qui fut mangée sans mauvais résultats. Puis vint le tour d'un porc; des indigestions très-marquées se déclarèrent chez sept ou huit personnes, et deux d'entre elles eurent une diarrhée très-abondante. Le voyage se continua de la sorte : digestion pénible, lorsqu'on mangeait du bélier; indigestion complète chez la plupart, lorsqu'on mangeait du porc. Des deux derniers qui restèrent, trois personnes seulement en prirent quelques bouchées; le reste de l'équipage s'en abstint.

On doit donc se garder de manger la chair des animaux qui n'ont pas subi la castration. Dans les pays tempérés, son effet se borne le plus souvent à une digestion pénible; elle produit souvent des maladies très-graves, dans les pays chauds.

Des graines de légumineuses.

Les haricots, les fèves et les lentilles forment la base de l'alimentation dans les contrées chaudes de l'Amérique espagnole. Très-nutritives et peu stimulantes, ces graines seraient extrêmement utiles aux populations des pays secs, si la pellicule qui leur sert d'enveloppe n'était aussi coriace et aussi indigeste. Devant ce fait, les indigènes eux-mêmes plient leurs goûts et leurs habitudes ; car lorsqu'ils sont convalescents, ils s'abstiennent de ces aliments. De leur usage résultent souvent des indigestions intestinales quelquefois très-graves dans les pays secs, une stimulation insuffisante de la muqueuse gastrique dans les pays humides.

Il serait donc très-utile de leur faire subir la décortication, et, pour les pays humides, de les condimenter avec une petite quantité de piment.

Il est beaucoup d'autres aliments dont l'usage est nuisible dans les pays chauds. Parler en détail de leurs effets, ce serait nous exposer à des répétitions inutiles; nous nous bornerons donc à les mentionner. Ce sont certains poissons de mer, fibreux et huileux, les crabes, les écrevisses, les homards, les crevettes; certaines herbes coriaces, et que l'on mange crues, comme le pourpier après sa floraison, où cuites, comme les choux, etc. En général, tout ce qui est fibreux et sec ou huileux, est difficilement attaqué par les sucs gastriques, et devient fréquemment la cause de maladies diverses.

Passons maintenant à l'examen des pratiques ou coutumes nuisibles dans les pays chauds qui ont une influence toute spéciale sur l'appareil digestif.

Des repas trop fréquents.

Il est d'usage, dans l'Amérique espagnole, de faire

par jour quatre repas que j'appellerai fondamentaux : le déjeuner qui se compose de chocolat ou d'atolé, le dîner qui a lieu à midi, le goûter et le souper. Mais ce n'est pas tout : dans les courts intervalles de ces repas, le besoin d'aliments se fait cependant sentir, et l'on se bourre toute la journée de fruits, de sucreries, et de grandes quantités de boissons rafraîchissantes, de telle sorte que l'estomac n'a point un seul instant de repos, et qu'il doit continuellement élaborer des quantités considérables d'aliments. Il en résulte à la longue, que le pylore perd sa contractilité, et laisse passer, sans chimification préalable, les aliments ; de même que dans les diarrhées continues, le sphincter du rectum perd aussi ses facultés contractiles, devient inerte, et n'oppose plus aucun obstacle à la sortie des matières excrémentitielles. Les aliments, dis-je, passent non complétement élaborés, et alors il se produit une affection particulière que l'on pourrait appeler diarrhée pylorique, et dont voici en peu de mots les principaux symptômes et la marche. L'estomac est promptement débarrassé de la masse alimentaire qui le remplissait, sans rapports, sans flatuosités, sans douleurs ; le ventre reste mou et indolent ; trois ou quatre heures après le repas, commencent quelques légères coliques, bientôt l'on sent l'envie d'aller à la garde-robe. Cette première selle nécessite de grands efforts, elle est peu abondante, semi-liquide, ou plutôt se compose de particules solides mêlées, sans se lier, à de la bile et à des mucosités intestinales. Une demi-heure après, le besoin se fait sentir d'une nouvelle évacuation, avec autant d'efforts que la première, mais plus abondante, et ainsi de suite, trois, quatre, cinq évacuations jusqu'à ce que le repas ingéré quelques heures auparavant, soit entièrement expulsé ; ces accès d'évacuations ont lieu généralement deux fois dans les vingt-quatre heures, de trois à six heures du soir, et de deux à cinq heures du matin.

Rien n'accuse la maladie qu'une légère fatigue empreinte sur les traits, et que l'on ressent dans les membres inférieurs. D'ailleurs l'appétit se conserve, est augmenté même, et c'est là l'important pour l'Américain des tropiques. Il persiste donc à suivre le même régime alimentaire. Peu à peu les évacuations augmentent, se liquéfient davantage, sont précédées de coliques plus fortes ; enfin, au bout d'un temps plus ou moins long, deux ou trois mois, par exemple, une diarrhée continue et persistante s'établit, muqueuse et bilieuse d'abord, puis mélangée de stries de sang, accompagnées de ténesmes douloureux. Le malade n'a pas encore la conscience de la gravité de sa position. Quoique considérablement amaigri, pâle et faible, son appétit est toujours excellent, il se sent momentanément réconforté par l'ingestion d'un nouveau repas, il ne saurait comprendre l'utilité de s'abstenir; bientôt son état s'aggrave, les évacuations sont presque continues, et il meurt dans un état d'émaciation extrême.

Les intestins des personnes mortes de cette affection, m'ont offert des signes évidents d'inflammation chronique, et le colon particulièrement m'a toujours présenté sa muqueuse épaissie, et couverte çà et là de petites ulcérations. Mais cet état anatomo-pathologique n'est que l'expression de la maladie arrivée à son dernier période, et ne rend pas compte de la nature des premiers phénomènes. Or, ceux-ci ne dépendent évidemment que de l'irritation sécrétoire que des aliments mal élaborés exercent sur le foie et la membrane muqueuse intestinale, et sur les fibres musculaires dont ils sollicitent les contractions énergiques, à la manière des substances purgatives. Le passage continuel de ces matières mal élaborées, de cette quantité considérable de bile, de mucosités, irrite et enflamme à la longue les gros intestins; déterminent des congestions, des érosions et des ulcères; de même que le contact continuel du flux dyssentérique fait naître au pourtour de l'anus, l'inflammation et l'ulcération de la muqueuse anale et même de la peau.

On ne peut attribuer cette maladie à une affection de l'estomac, car jamais aucun malaise, aucune douleur ne se font sentir, il n'y a plus ni rapports aigres, ni vents, si communs cependant chez les habitants de ces contrées; les phénomènes résultent uniquement de l'atonie du sphincter pylorique, produite par l'exercice trop répété de sa contractilité.

Cette maladie est extrêmement insidieuse, par cela même que les premiers temps de son existence ne sont signalés par aucun symptôme fâcheux. Plus tard, elle devient incurable, tant à cause des progrès du mal que par la médication que l'on a dirigée contre elle, et qui consiste le plus souvent en préparations opiacées, en boissons émollientes, et en diète absolue, dans le but de parer à l'inflammation chronique des membranes, siége de *la diarrhée proprement dite des pays chauds;* car c'est le nom qu'on lui donne, en n'ayant égard qu'à ses symptômes finaux, et sans réfléchir que cette dernière affection, si dangereuse, débute ordinairement par des évacuations abondantes. Je dis donc que cette maladie est très-insidieuse, parce qu'elle est généralement méconnue, et qu'on attribue à une indisposition passagère, les phénomènes qui signalent les premiers temps de son début.

Le traitement que l'on doit diriger contre elle est très-efficace dans les premiers temps, et diffère suivant que le pays est humide ou sec.

Dans les contrées humides, il faut supprimer l'alimentation habituelle, et la remplacer par des rôties de pain trempées dans du vin de Bordeaux légèrement sucré, et que l'on prendra toutes les six heures. Une heure après chacun de ces légers repas, le malade doit prendre vingt à trente gouttes de teinture de rhubarbe dans une cuillerée d'eau. Cinq ou six jours de ce régime, accompagnés de repos, suffisent le plus souvent à couper court à toutes les évacuations. On est averti que le pylore reconquiert sa contractilité, lorsque quelques renvois se manifestent. Si l'on est appelé plus tard, la méthode est la même, mais il faut augmenter la dose de la teinture de rhubarbe. Dans un grand nombre de cas, j'en ai administré jusqu'à douze ou quinze grammes par jour. On comprend facilement que plus la maladie est ancienne, et plus la guérison est difficile à obtenir; trois ou quatre mois d'existence suffisent le plus souvent pour la rendre incurable.

Dans les pays secs, il faut mettre le malade à une diète rigoureuse, ne lui donner que des petites soupes de pain trempé dans du bouillon léger, et lui faire boire une infusion faible de café, de gentiane, de columbo ou de simarouba. Lorsque le cas date de quelques jours, on peut recourir encore avec beaucoup d'avantage à la teinture de rhubarbe.

Dans tous les cas, on ne doit revenir à l'alimentation habituelle que graduellement et en observant bien les effets qu'une quantité plus forte a déterminés. Si les évacuations se manifestent de nouveau, il faut se soumettre encore à un régime strict, jusqu'à ce que l'affection ait disparu sans retour. Les rechutes sont excessivement faciles; on ne doit donc se livrer à la sécurité que longtemps après la disparition des accidents.

Cette maladie, je le répète, n'est dangereuse que parce qu'on méconnaît ses premières atteintes, et qu'on la regarde comme une indisposition passagère. Un grand nombre de médecins se laissent prendre à la bénignité des phénomènes du début;

nous ne saurions donc trop les engager à ne point se reposer dans une sécurité qui a été trop souvent fatale aux personnes qu'une vigilance plus attentive eût facilement sauvées.

Disons, pour terminer l'histoire succincte de cette maladie, que les enfants et les femmes en sont beaucoup plus souvent atteints que les hommes, ce qui tient à ce que leurs occupations se bornent, en général, à manger sans cesse.

On voit donc que cette habitude d'une ingestion continue des aliments, si répandue dans l'Amérique équatoriale, est extrêmement pernicieuse, et qu'il faut, non-seulement régler avec soin la qualité de l'alimentation, mais encore sa quantité et les heures de la réfection.

Le tabac.

On sait que le tabac, dans les pays chauds, est d'un usage universel. La quantité que certaines personnes fument journellement est vraiment extraordinaire. Elles n'en ressentent cependant aucun mauvais effet : car, si la salivation abondante qu'il détermine, et la stimulation que sa fumée inspirée exerce sur les muqueuses bronchiques, peuvent affaiblir l'organisme par la déperdition copieuse des liquides, cet inconvénient est bien compensé dans les contrées humides par l'avantage de modifier la composition de l'air, de neutraliser peut-être les miasmes qui y sont mêlés, et bien certainement de favoriser leur élimination par la voie de la sécrétion salivaire. Aussi n'est-ce pas du tabac roulé en cigares, ni fumé dans une pipe, dont on aspire la fumée, que l'on rejette aussitôt, sans lui faire franchir l'isthme du gosier, dont je veux m'occuper; mais du tabac coupé en petites lanières que l'on roule dans du papier, que l'on appelle cigarettes, et que l'on fume d'une manière particulière dans l'Amérique espagnole.

Les cigarettes se fument en totalité par des inspirations successives de la fumée, qui ressort, par sa propre force d'expansion, par la bouche ou par les narines. Voici comment : dans la manière ordinaire, le vide se fait dans la bouche par l'aspiration, la fumée la remplit; une fois ce résultat obtenu, on la rejette par une expiration brusque. Mais en fumant la cigarette, au contraire, on lui fait subir un mouvement de déglutition, et elle passe, non dans les bronches où elle exciterait une toux violente, mais dans l'œsophage et dans l'estomac. Le fumeur parle et boit, et la fumée de s'échapper peu à peu par la bouche et par les fosses nasales; on fume ainsi quarante et cinquante cigarettes par jour, souvent plus, rarement moins.

Cette fumée avalée se compose donc des gaz, produits de la combustion du tabac, et de ceux qui sont produits par l'incinération du papier : narcotico-âcres d'une part, et stimulants de l'autre. Or, voici ce qui arrive après un long usage, et indépendamment des accidents cérébraux dus à l'action purement narcotique du tabac, et qui, d'ailleurs, disparaissent après les premiers jours de son emploi.

Une sensation pénible de chaleur se fait sentir derrière le sternum, dans le trajet de l'œsophage; l'estomac est endolori et chaud intérieurement. Des rapports aigres viennent de temps en temps, et surtout le matin, remplir la bouche; il y a oppression marquée et désir de boissons froides. La langue est sèche, ainsi que la muqueuse buccale, et l'appétit est supprimé.

Ces phénomènes se font sentir lorsqu'on a passé quelques heures sans fumer, le matin par exemple. Le plus prompt palliatif que puisse y apporter celui qui en souffre, est de fumer encore. La sensation de brûlure, dans l'œsophage et dans l'estomac, disparaît aussitôt, mais reviendrait immédiatement si l'on ne continuait de fumer. Ainsi, les accidents produits sont de telle sorte qu'ils développent l'appétence de leur cause, et trouvent dans leur nature même la raison de leur accroissement indéfini : de même que les hommes affectés de tremblement des membres, par suite de l'ivrognerie, sont bien plus affligés le matin de ce tremblement qu'à toute autre heure de la journée, et ne peuvent se raffermir que par l'ingestion de quelque liquide alcoolique.

Nous avons dit que la cigarette agissait et par les gaz du tabac et par ceux du papier. Or, voici ce qui arrive dans les pays humides : les propriétés narcotiques du tabac détruisent le bon effet de la stimulation qui est exercée sur la muqueuse œsophagienne et gastrique, suppriment l'appétit, et, en contribuant à empêcher l'alimentation de se faire, concourent à l'affaiblissement de la nutrition et à l'absorption plus active des miasmes.

Dans les pays secs, les mauvais effets de la stimulation et du narcotisme se joignent pour déterminer, d'une part l'inflammation légère de l'estomac et de l'œsophage, et de l'autre pour faire taire encore complétement l'appétit.

On est étonné de voir la petite quantité d'aliments dont se contentent les personnes, et notamment les femmes, adonnées au tabac fumé en cigarettes : avec deux ou trois tasses de chocolat, elles en ont pour une journée entière, sans ressentir un seul instant le besoin d'aliments plus substantiels.

Les indigènes peuvent fournir toute une journée de marche sans prendre rien de plus qu'un repas léger le matin et sans éprouver les angoisses de la faim, pourvu qu'ils aient quelques cigarettes dont la fumée suffit à faire taire les exigences de l'estomac.

Les personnes qui font du tabac, consumé de la sorte, un usage continuel, sont jaunes, maigres, et leurs dents se gâtent facilement; le matin, leur visage est bouffi et les yeux sont larmoyants.

On ne saurait donc user d'une précaution superflue en se privant, dans les pays chauds, de fumer le tabac de cette manière, car, comme on l'a vu, en supprimant l'appétit, il empêche la nutrition de se faire, prédispose à l'infection miasmatique dans les pays humides, et, par ses vertus stimulantes, excite trop vivement la portion supérieure du canal digestif dans les pays secs.

La sieste.

Durant le repos complet dont jouit l'organisme dans l'état de sommeil, l'assimilation des aliments se fait d'une manière plus complète, et la nutrition est plus assurée que dans l'état de veille. Mais il n'en est pas de même de la digestion, car elle est évidemment ralentie. L'exemple tiré des animaux qui se livrent au sommeil après l'ingestion de leurs repas, n'est pas concluant. Ce n'est point instinctivement et pour activer l'élaboration des aliments qu'ils dorment, mais parce que la convergence des forces organiques à l'accomplissement de cet acte, détermine l'abexcitation de la vie animale et la sollicite au repos.

Si la digestion était activée par le sommeil comme elle l'est par un exercice doux, la faim se ferait toujours sentir au réveil : or, on n'est jamais moins disposé à manger que lorsqu'on vient de s'arracher au repos; quelques heures sont nécessaires pour ranimer le corps de son engourdissement et débarrasser l'estomac des aliments qu'il lui reste à digérer, ou à le réveiller de sa torpeur : les grands dormeurs engraissent facilement, parce que, par un sommeil prolongé, leur digestion, quoique lente, a le temps de se faire, et alors les principes nutritifs sont en totalité assimilés et la nutrition est plus complète.

Mais il n'en est pas de même du sommeil à petites doses, tel qu'on s'y livre dans les colonies espagnoles, et en général dans les pays chauds.

Le soleil est brûlant, la chaleur est accablante ; on cherche à s'y soustraire au milieu de la journée, et l'on s'abandonne au sommeil pendant quelques heures.

D'un autre côté, on désire profiter de la fraîcheur des soirées, on se couche tard et on se lève de bonne heure le matin, de telle sorte que le temps que l'on a consacré au sommeil n'est pas, en totalité, de plus de huit ou neuf heures, il est vrai, mais est interrompu par un intervalle considérable.

C'est en général après le dîner qu'on se retire pour la sieste. On dort depuis une heure jusqu'à trois ou quatre de l'après-midi. Ceux qui s'y livrent pour les premières fois, ont un sommeil inquiet, agité, ils se réveillent avec une céphalalgie intense, sont brûlants et couverts de sueurs; ils ne se remettent qu'après quelques instants de marche ou d'un exercice quelconque.

Ceux qui pratiquent cette coutume depuis longtemps ne ressentent rien de pareil et se trouvent, au contraire, reposés et rafraîchis : il semblerait donc que cette habitude n'a rien de nuisible. Mais voici ce qui arrive.

Le premier phénomène qui apparaît, lorsque le dormeur reprend la position verticale, est l'éruption d'une quantité considérable de renvois et de rapports aigres ; l'estomac est gonflé et embarrassé, une suffocation légère se manifeste. Quatre heures se sont cependant écoulées depuis le dernier repas, et la digestion, si elle était activée par le sommeil, devrait être au moins bien avancée, et l'aliment ne signalerait plus sa présence dans l'estomac par les phénomènes que nous venons de décrire. L'appétit est nul, quelques heures seraient nécessaires pour le rappeler ; mais, en général, on n'attend point si longtemps, et l'on avale, sans faim, une tasse de chocolat. Le matin, à cinq ou six heures, heure habituelle du lever, les mêmes phénomènes se présentent, car on a soupé à onze heures ou minuit, avant de se mettre au lit, et la digestion, pendant ce court sommeil, s'est ralentie, de telle sorte qu'elle n'a pu s'achever dans l'espace de cinq heures.

Dans les pays humides cette pratique est surtout mauvaise, en ce sens que l'action de l'estomac naturellement lente, se trouve encore empêchée et que l'appétit est supprimé, et ne laisse plus que le désir de prendre des aliments sapides, mais peu stimulants comme le chocolat, ou peu nutritifs comme les fruits.

Dans les pays secs, le sommeil, *l'estomac vide*, loin d'être nuisible, serait au contraire favorable par le repos qu'il procurerait à l'organisme superstimulé ; mais le contact prolongé des aliments avec la muqueuse gastrique, n'est pas sans influence sur le développement des affections inflammatoires de cet organe.

Je conseille donc à ceux qui habitent les pays chauds de ne point se livrer à la sieste, après un repas quelconque, ou de ne le faire que l'estomac bien débarrassé d'aliments dans les pays secs, et de dormir de préférence sept ou huit heures de suite la nuit ; par là ils donneront à la digestion le temps de se faire, à l'assimilation de s'exercer et à l'appétit de se manifester au réveil.

SECTION IV. — Des causes secondaires qui donnent lieu a des variations brusques dans la température propre du corps.

La différence fondamentale qui sépare ces causes secondaires de celles qui dépendent des variations de la température en général, est que ces dernières ne peuvent être évitées, tandis qu'il suffit de le vouloir pour échapper à l'influence des premières. Malheureusement on retrouve encore ici les habitudes instinctives des habitants de ces contrées qui n'agissent que mus par leurs sensations, sans écouter jamais la voix de l'expérience. Ils ont chaud et la grande affaire pour eux est de se procurer un rafraîchissement quelconque, en coutât-il la santé.

D'autres causes de refroidissement se trouvent dans des circonstances particulières que nous étudierons successivement.

Des boissons froides.

Les conditions du refroidissement résident non dans une température donnée du liquide, mais dans la différence qu'il présente avec celle du corps. Ainsi l'eau, même échauffée par les rayons du soleil, peut être la cause d'une suppression de transpiration pour l'homme couvert de sueur, de même que l'eau prise le matin, alors que la température est moins élevée, produirait une répercussion de même nature chez une personne dans l'état de calme et de fraîcheur que l'on ressent avant que le soleil ne darde ses rayons.

Les exemples de maladies produites par l'ingestion brusque de liquides comparativement froids sont extrêmement multipliés.

En Algérie surtout ces accidents sont extrêmement fréquents. M. Périer (1) rapporte qu'il fut témoin sur les rives du H'abra, des conséquences graves qu'entraîne l'ingestion précipitée d'une grande quantité d'eau pure. La lipothymie, la dyspnée, des syncopes prolongées, accompagnées de réfrigération générale et de météorisme survinrent, dit-il, chez ceux qui firent excès des eaux de cette rivière. C'était par une température de 32, 25, la sécheresse était extrême, le soleil ardent, la marche avait été longue et l'épuisement des forces considérable.

Nous avons eu l'occasion d'observer un grand nombre de faits de ce genre en Amérique. Nous avons vu des individus couverts de sueur, boire

(1) *Loc. cit.*, p. 174.

avidement trois ou quatre verres d'eau pure et fraîche, et tomber immédiatement dans des douleurs atroces de colique sèche. Dans une petite ville du Mexique, un accident de ce genre fit soulever la populace et faillit coûter la vie à un pharmacien. Deux personnes sortant de chez lui furent prises dans la rue de coliques très-fortes, de météorisme, de frissons et de vomissements ; elles croyaient avoir été empoisonnées : on eut beaucoup de peine à leur faire comprendre que ces accidents étaient dus à l'ingestion, coup sur coup, de plusieurs verres d'eau fraîche édulcorée avec du sirop de limons, qu'elles venaient de prendre.

Il ne faudrait point conclure de ces divers exemples qu'il n'est point permis de boire frais dans les pays chauds, sous peine d'accident de cette nature ; mais il y a plusieurs précautions à prendre.

La première consiste à boire à petites gorgées, à la manière des animaux qui lappent (1). Jamais ceux-ci, en effet, n'éprouvent de refroidissement, quelle que soit leur température propre et quelque froide que soit l'eau ; tandis que les animaux qui boivent par aspiration ou succion,

(1) Périer (loco citato.)

comme le cheval, le mulet, le taureau, etc., sont sujets à des affections diverses de la poitrine et de l'abdomen.

La seconde précaution consiste à ne point s'abandonner à une inaction complète, après avoir bu, étant en sueur. Si l'on est en marche, il ne faut point s'arrêter, ou si l'on a résolu de demeurer dans un lieu, on ne doit boire qu'après quelques instants de repos : il en est de même de tout autre exercice, que l'on doit continuer quelques instants après l'ingestion des boissons fraîches.

Il se consomme dans les pays chauds de grandes quantités de glace ; à la Havane, au Brésil, etc., des navires viennent des États-Unis chargés de cette substance, dont ils ont un débit prompt et assuré.

On s'accorde généralement à considérer les glaces non-seulement comme agréables, mais comme fort utiles par l'action tonique qu'elles exercent sur l'estomac. Tout ce que je puis en dire, c'est que le plus souvent elles ne nuisent point, en raison même de la manière de les prendre. On en met une cuillerée dans la bouche, et on n'avale que lorsqu'elle est fondue ; elle est alors presque en équilibre de température avec l'estomac et ne peut par conséquent produire un refroidissement. Mais lorsque, par mégarde, on en avale une certaine quantité, avant sa complète fusion, des coliques très-fortes ne tardent pas à survenir. La preuve la plus convaincante de ce fait se trouve dans les phénomènes qui se développent par l'ingestion d'eau très-froide, en assez grande quantité pour qu'elle n'ait pu s'échauffer dans le trajet de la bouche à l'estomac. Je veux parler des boissons rafraîchies à la glace et qui ont conservé toute leur fluidité. On peut les avaler d'un seul trait. Ceux qui commettent cette imprudence s'exposent à des accidents très-graves souvent suivis de mort. Plusieurs officiers de notre armée d'Afrique en ont fait la triste expérience. Tout le monde à Alger se rappelle encore la malheureuse fin du colonel T... qui mourut trois jours après avoir bu d'un seul trait un verre de limonade à la glace.

Quoi qu'on en dise, je crois donc qu'il est beaucoup plus prudent de s'abstenir de ces diverses substances, glaces ou boissons à la glace, qui ne sont d'ailleurs que pour un instant palliatives de la soif, car la réaction qu'elles déterminent dans l'estomac réveille bientôt le désir de boire de nouvelles quantités de liquide.

De l'immersion dans l'eau froide.

Ce que nous avons dit de l'influence de la température de l'eau, considérée comme boisson, s'applique à l'eau appliquée à l'extérieur du corps. Il est de connaissance vulgaire, qu'on ne doit point se plonger immédiatement dans ce liquide, lorsque le corps est en sueur. Les ouvrages de médecine sont remplis d'exemples d'accidents survenus par suite des répercussions de transpiration qu'amène cette imprudence. Dans les pays tempérés, des affections inflammatoires des organes thoraciques, ou des affections rhumatismales musculaires et articulaires, se déclarent; des dyssenteries, des coliques sèches et des fièvres bilieuses, sévissent de préférence, au contraire, dans les pays chauds.

Il n'est pas nécessaire que l'immersion soit complète, pour que des résultats aussi fâcheux se manifestent. Nous avons observé un grand nombre de coliques sèches et de fièvres bilieuses, produites par le simple refroidissement des pieds. Ainsi, lorsqu'on voyage dans l'Amérique équatoriale, on se trouve souvent dans la nécessité de traverser une rivière à gué. Si l'eau est haute et qu'elle touche le ventre de la monture, il arrive souvent qu'on ne peut conserver plus longtemps la posture qu'on s'était imposée, qui consiste à plier fortement les jambes, de manière que l'eau ne les puisse atteindre; on les laisse donc s'étendre, les pieds se mouillent et il n'en faut pas davantage, pour qu'à la fin de la journée, vous soyez pris de céphalalgie, de frissons, de vomissements suivis de fièvres ou bien de coliques très-fortes.

Ceux qui, s'arrêtant aussitôt, se sèchent et changent de chaussure, n'éprouvent presque jamais aucun mauvais résultat de cette immersion momentanée; ceux-là seulement qui continuent leur route, sans avoir pris de précaution, et s'en rapportent au soleil du soin de les sécher, sont presque toujours victimes de leur insouciance. Est-il besoin de dire que, dans cette dernière circonstance, le refroidissement est non-seulement prolongé, mais augmenté par la vaporisation de l'eau?

De la pluie.

La chaleur du jour est étouffante dans l'intervalle des averses périodiques de l'hivernage ; la pluie seule peut tempérer l'élévation de la température, et apporter quelques instants de trêve à l'état d'angoisse dans lequel on se trouve. Mais un grand nombre d'individus, non satisfaits du soulagement que leur procure l'abaissement, bien que léger, de la température de l'air, sortent de leurs demeures, et vont s'exposer le corps nu et ruisselant de sueurs, à la pluie, froide comparativement, qui tombe à flots ; d'autres encore, plus ingénieux, se placent sous les gouttières et reçoivent sur la tête et successivement sur toutes les parties du corps, des douches effroyables par le calibre du jet et par la hauteur d'où il tombe. C'est la coutume des nègres qui, lorsque la pluie commence, ne manquent pas de sortir de leurs huttes fétides, pour se procurer un rafraîchissement plus complet. En Amérique, les enfants surtout, et quelques gens du peuple indigènes ou étrangers, s'abandonnent à cette pratique, malgré les avertissements réitérés que des maladies très-graves leur donnent chaque saison de l'hivernage. Mais le moyen de faire entendre la voix de la raison à des hommes qui n'obéissent qu'à leurs instincts ! Une fois guéris de leur maladie, ils en oublient la cause, et s'exposent de nouveau à son action.

Des coliques sèches, des diarrhées, et des fièvres bilieuses graves, sont le résultat de cette pratique funeste, qui cause, tous les ans, la mort d'un grand nombre de personnes.

La pluie surprend quelquefois les voyageurs, les hommes des champs, etc., avant qu'ils n'aient pu trouver un asile. Ceux qui, après la pluie, peuvent échanger leurs vêtements mouillés contre des vêtements secs, ne ressentent, en général, rien de ce refroidissement pourvu qu'il n'ait pas duré trop longtemps; mais le plus grand nombre, soit insouciance, soit parce qu'ils ne sont pas munis d'effets de rechange, laissent leurs vêtements se sécher sur le corps. La maladie, dans ce cas, arrive presque toujours. En Amérique, sur dix personnes, huit au moins sont attaquées, les unes de coliques, les autres de diarrhées, de dyssenteries ou de fièvres. La vaporisation de l'eau qui imbibe les vêtements a un effet très-nuisible sur la santé. Cette influence, bien connue de quelques personnes, les détermine, dans des occurrences semblables, à se dépouiller de leurs vêtements, dont elles font un paquet bien serré que l'on place sous les cuirs de la selle du cheval, ou dans un endroit quelconque, où ils se conservent secs, et à recevoir philosophiquement la pluie sur le corps nu, quitte à se sécher aussitôt, et à se couvrir immédiatement de leurs habits parfaitement secs, aussitôt qu'elle est passée. Les conséquences sont, dans ce cas, moins à redouter, car le refroidissement est moins prolongé et moins considérable.

De l'air frais. — Du vent.

Les vents prédominants de la saison sèche, sont, en général, frais, et produisent dans la température, des changements quelquefois très-brusques. Mais cette influence est générale, et si des maladies se déclarent, elles sont le plus souvent sous forme épidémique. Comme il n'est possible de se soustraire à l'action de ces vents que par la séquestration, qu'ainsi leur influence ne peut, qu'à grand'-peine, être évitée, et que d'ailleurs, elle a été signalée dans d'autres parties de cet ouvrage, nous ne nous en occuperons pas ici ; car notre dessein n'est maintenant que de dévoiler les causes, à l'action desquelles on peut échapper, soit par la connaissance même que l'on a acquise de leurs effets, soit par l'emploi de moyens préservatifs. Ainsi, il est bien entendu que nous ne décrirons ici que les effets du vent, en tant que son souffle a une impression directe sur le corps, et non comme réfrigérant de la température générale. Or, il en arrive de cette cause secondaire, comme des boissons froides, des bains, etc. : pour se soustraire quelques instants à la chaleur étouffante du jour, on s'expose à des refroidissements en recherchant les endroits battus par le vent dominant, afin de profiter plus tôt et plus directement de la fraîcheur qu'il amène. Toutes les villes des pays chauds ont des quartiers où le vent a un libre accès, et qui sont le rendez-vous général des promeneurs. On y arrive tout échauffé par la chaleur qui règne dans les parties abritées de la localité. Là, on se découvre, on s'évente, on entr'ouvre les vêtements, pour laisser à l'air frais un plus libre contact avec le corps; on se couche sur le sable, si la promenade est au bord de la mer, etc., etc. Ce sont de très-mauvaises pratiques, et nous conseillons aux personnes qui se rendent à ces lieux de promenade, de ne jamais s'y livrer et de ne point interrompre un instant la marche, surtout lorsque le vent est fort. Il en résulte, comme je viens de le dire, des répercussions de transpirations souvent très-fâcheuses, dont le moindre résultat est de produire un de ces coryzas si intenses qu'on n'observe que sous les tropiques.

Je dois insister sur ces recommandations minutieuses; car tout conspire contre la santé, dans ces régions : les influences climatériques d'une part, de l'autre, les impulsions instinctives qui vous poussent, le plus souvent, à des actes nuisibles. Il serait, il est vrai, beaucoup plus simple, d'établir, en thèse générale, que les refroidissements sont nuisibles; mais ce serait une proposition dont la connaissance n'impliquerait pas celle des causes diverses qui peuvent les produire. Dans les contrées tropicales : on a rarement la conscience d'un refroidissement; on a moins chaud que tout à l'heure, il est vrai, mais on ne peut se figurer que l'on a remporté, d'un lieu en apparence si agréable et si salutaire, le germe d'une maladie. Certes, dans les pays froids, il serait puéril d'entrer dans le détail des causes de refroidissement, car elles sont toujours évidentes : ainsi la sortie d'un bal ou d'un spectacle, ou d'un endroit chaud quelconque, vous force à des précautions très-grandes, parce que la température de l'air extérieur est très-basse, et que la sensation que le changement amène est très-vive. Il n'en est pas de même, dans les pays chauds, où le refroidissement vous arrive sous la forme d'un zéphyr léger et frais, salutaire lorsqu'on le reçoit avec précaution, nuisible quand on se livre trop longtemps à son action.

En général, on sait très-bien dans les pays froids faire remonter la cause d'un refroidissement à telle ou telle circonstance. Il en est rarement ainsi, dans les pays chauds : des personnes sont malades par répercussion de transpiration, sans pouvoir imaginer où et quand elles se sont refroidies. Il est donc important de faire connaître en détail toutes les circonstances propres à produire ces effets. De la sorte, ces circonstances minutieuses, qu'il serait inutile de remarquer ailleurs, élevées dans ces contrées, à la hauteur de préceptes hygiéniques, n'ont plus rien qui doive rebuter l'attention de l'homme sérieux ; nous continuerons donc à les décrire.

Des courants d'air.

Les maisons, dans les pays chauds, sont en général disposées de manière à ce que les fenêtres et les portes soient en sens contraire, de telle sorte que lorsqu'elles sont ouvertes, il s'établit un courant d'air très-fort. C'est au confluent de ces courants que l'on se place de préférence, pour trouver la fraîcheur, et échapper aux moustiques qui préfèrent les endroits où l'air n'est pas agité et où la lumière est moins vive.

Lorsque l'on reste toute la journée exposé à ces courants d'air, une sorte d'habitude empêche leur mauvais effet, et il ne serait point exact, en toute rigueur, de prétendre qu'ils ont sur la santé une mauvaise influence. Mais les personnes qui viennent échauffées du dehors, ne manquent pas de s'y rafraîchir, et en retirent souvent des refroidissements considérables; il en est de même de celles qui s'installent à la porte des allées des maisons, siége constant de courants assez forts.

Malgré les avertissements multipliés que les coryzas, les otites, les rhumatismes du cou, les coliques et les diarrhées donnent aux habitants de ces contrées, il leur est impossible de concevoir qu'ils doivent s'abstenir de ce moyen de tempérer la chaleur. Comme l'effet n'est pas immédiat, ils ne peuvent imaginer que ce qui arrive aujourd'hui, soit le produit d'une imprudence commise il y a trois jours; car leur étiologie, pour être admise, doit, en général, être immédiate aux effets remarqués, faute de quoi ils nient la corrélation, comme dans ces cas de refroidissement, par exemple.

Il serait infiniment préférable, cependant, de souffrir avec résignation la chaleur, que de s'exposer à des résultats de cette nature, qui ne sont pas toujours limités aux accidents signalés. Il suffit souvent, en effet, de donner le branle à l'organisme, pour que les maladies arrivent les unes après les autres. Au coryza succède la fièvre continue ou intermittente, à celle-ci la diarrhée ou la dyssenterie, et ainsi de suite, comme conséquences les unes des autres, mais ayant pour cause générative, un refroidissement causé par un courant d'air.

Il est aussi une autre coutume que j'ai vu souvent mettre en pratique dans les pays de côtes principalement, et qui consiste à placer le lit au milieu de ce courant d'air. Les nuits sont moins chaudes que le jour, première différence; puis le vent rapide produit, par son contact immédiat avec la peau, une impression de froid; de plus, il détermine une vaporisation abondante de la transpiration, au point qu'il suffit de rester dix minutes couché pour que la partie du corps exposée au courant d'air, soit entièrement sèche, tandis que celle qui repose sur le lit est ruisselante de sueur. Que de causes de soustraction de calorique ! Ajoutez que, dans le repos du sommeil, la fonction de la calorification est considérablement diminuée, et qu'ainsi en perdant toujours et en ne réparant pas, on se trouve avoir fait, au bout de quelques heures, une dépense abondante de chaleur. Je ne parle pas des qualités de l'air, dérivant de sa composition qui, la nuit, est plus altérée que le jour; il est seulement question de sa puissance de réfrigération. Ne pressent-on pas, dans l'énumération de toutes ces circonstances, à combien d'accidents fâcheux, s'exposent ceux qui usent de cette méthode? on se les figure facilement et il est inutile de les nommer. Dans certains cas, ils se développent brusquement, et il n'est pas rare d'être pris après une nuit passée de cette manière, de frissons suivis de fièvre ou de diarrhée, etc. Dans d'autres, et c'est le plus grand nombre, l'action est lente, et creuse peu à peu sa trace dans l'organisme, le teint blémit ou jaunit, les traits sont tirés, un sentiment de fatigue se fait sentir dans les membres inférieurs, la peau n'est plus le siége d'une sueur aussi abondante, les paumes des mains sont chaudes, la bouche est mauvaise, l'appétit se perd, et le sommeil est rare et léger. On rejette ces phénomènes sur l'influence du climat; il n'en est rien : il suffit le plus souvent de changer d'habitation, de chambre à coucher même, dont la disposition soit différente et ne permette plus l'installation permanente des courants d'air, pour voir disparaître ces accidents sans plus de remèdes : c'est ce que j'ai nombre de fois constaté.

C'est en partie par la considération de ces courants d'air, qu'en parlant des habitations, j'ai dit qu'on devait habiter le premier étage dans la saison humide et le rez-de-chaussée dans la saison sèche. En effet, à l'époque des vents frais dominants, vous ne pouvez ouvrir une croisée, sans que le vent s'engouffre avec violence dans l'appartement. Il en est de même des galeries correspondantes, qui regardent sur la cour intérieure et qui servent de promenoirs; de telle sorte que vous vous trouvez dans cette alternative : de fermer les fenêtres, et alors vous avez trop chaud ; de les laisser ouvertes, mais le vent est trop impétueux et trop frais ; ou vous étouffez, ou vous vous refroidissez. Le mieux est donc d'habiter le rez-de-chaussée, dont le plancher d'ailleurs est sec à cette époque : là vous êtes défendu par les maisons voisines du libre accès de l'air.

Des vêtements.

Les hygiénistes qui donnent comme précepte que le meilleur parti à suivre dans les pays chauds, est d'en imiter les habitants dans leur alimentation, leurs coutumes, etc., sont bien mal renseignés ; car, on l'a vu jusqu'à présent, les actes de l'homme de ces contrées ne sont point déterminés par l'expérience, mais uniquement, par un instinct aveugle qui fait qu'ils vont toujours au plus pressé de leurs sensations. Vivant de laitage et de fruits dans les pays humides, se brûlant les entrailles par le piment, dans les pays secs, se gorgeant à toute heure d'une énorme quantité de boissons rafraîchissantes, là où des liquides stimulants seraient nécessaires, *et vice versâ,* recherchant le froid quand ils ont chaud, malgré tous les inconvénients qui en résultent et dont ils sont témoins tous les jours, etc., etc., etc.; aucun de leurs actes ne s'étaye sur la raison, et ils ne procèdent jamais que par l'impulsion du désir et du plaisir.

On comprend déjà que, pour le vêtement, ils donnent une préférence exclusive à la toile sur tous les autres tissus. La nécessité seule peut les obliger à se vêtir de cotonnades ou d'étoffes de laine, ou de poils de divers animaux. Les inconvénients des tissus de lin sont bien connus : frais à la peau, ils s'imprègnent de la sueur, se collent sur le corps, et occasionnent des refroidissements. La transpiration est quelquefois si abondante que des individus en imbibent leurs vêtements, au point de faire croire qu'ils viennent de prendre un bain tout habillés. Ils vont ainsi s'exposer au souffle de vents secs qui enlèvent rapidement l'eau qui ruisselle, au détriment de leur propre calorique. Mais peu importe! ils ont frais, c'est là le principal.

On a proposé l'emploi des tissus de laine, et on a même imposé aux soldats du Sénégal, et je crois, de l'armée d'Afrique, l'obligation de les porter. Ils se composent d'un gilet et d'une ceinture de flanelle. Ces moyens préservatifs du refroidissement sont excellents ; mais on conviendra qu'il faut ou une bien longue habitude, ou tout l'empire de la discipline, pour que par des chaleurs de 32 à 36 degrés et davantage, on garde continuellement ce vêtement. J'ai vu des individus ôter leur flanelle qu'ils portaient depuis l'enfance, n'en pouvant plus, et déclarant qu'ils préféraient courir les risques d'un refroidissement, que de continuer à endurer une chaleur pareille. D'autres, il est vrai, la supportent plus patiemment. De tout cela, il est facile de conclure que les indigènes ne se soumettront jamais à l'usage des tissus de laine, au moins pendant la saison de la chaleur et des pluies ; ce serait trop exiger d'eux; il faut donc rechercher quelle est l'étoffe dont ils devraient user de préférence à la toile, sans être excédés par la chaleur.

Je crois que les tissus de coton doivent être employés de préférence à tous autres. Ils sont plus bouffants que la toile, ne s'appliquent pas aussi exactement sur la peau quand ils sont mouillés, et ne donnent pas d'ailleurs au contact cette sensation de froid, si incommode pour les uns, si agréable pour les autres, et si nuisible pour tous, de la toile.

Il est seulement important de déterminer la nature du vêtement qui touche immédiatement la peau; car les autres vêtements peuvent être indifféremment de toile, de laine, etc., en se réglant d'ailleurs sur la température : de laine dans la saison fraîche, de toile dans la saison chaude, et en ayant soin, dans tous les temps, de tenir l'abdomen bien couvert, et plus chaud comparativement que le reste du corps.

L'étude de l'influence du vêtement m'amène à la considération de certain fait qui en dépend en quelque sorte, et qui entre aussi pour beaucoup dans l'étiologie du refroidissement. J'ai donné déjà la raison de la nécessité que je voyais de signaler les causes les plus ordinaires de cet effet, il est donc inutile de m'excuser de nouveau sur la vulgarité de celle que je vais signaler.

Je veux parler de l'habitude qu'ont un grand nombre d'individus dans les pays chauds, de se dépouiller de tout ou partie de leurs vêtements en rentrant au logis, et de se procurer ainsi un rafraîchissement qui arrive quelquefois beaucoup trop vite, mais jamais assez tôt pour leur satisfaction. Les uns se placent au milieu de courants d'air ; d'autres se couchent nus sur le plancher ou s'adossent à la muraille, afin que le froid de la brique ou de la pierre les pénètre; ils changent de place quand elle est échauffée.

et vont chercher la fraîcheur dans une autre ; bref, ils ne savent qu'imaginer pour se procurer quelques instants de trêve à la chaleur qui les accable, et qu'ils sentent encore plus vivement, par la comparaison qui s'établit entre la sensation artificielle et momentanée de fraîcheur qu'ils ont recherchée, et la sensation permanente de la température élevée qui les poursuit sans cesse. Il n'est pas besoin d'ajouter qu'il résulte de tout cela les accidents les plus fâcheux. Signaler ces faits, c'est en indiquer le remède ; nous ne nous étendrons donc pas davantage à leur sujet.

Les détails dans lesquels nous sommes entrés suffisent à prouver que, sous les tropiques, il n'est point d'actes indifférents, relativement à la santé, et que ceux qui nous apportent le plaisir sont souvent les agents de maladies dangereuses. On ne saurait donc apporter trop de circonspection dans l'accomplissement de ces actes divers, et tenir toujours présent à l'esprit, qu'en général, là où nos instincts nous poussent, il y a quelques périls à courir.

SECTION V. — Des causes secondaires qui favorisent l'absorption des particules miasmatiques.

Ces causes secondaires sont d'autant plus efficaces qu'elles agissent sur l'organisme déjà affecté par les causes précédentes de la première et de la troisième catégorie. Ces états nouveaux organiques constituent une véritable prédisposition à l'infection miasmatique, ainsi que nous l'avons démontré; mais nous avons dit qu'on ne devait voir là qu'un enchaînement de phénomènes, et qu'il ne fallait pas faire remonter la production de la fièvre aux causes premières de ces états organiques, ce qui entraînerait à l'énoncé d'erreurs absurdes. L'usage abondant de l'eau pure, par exemple, qui débilite l'estomac, et par suite l'économie en général, ne peut être considéré comme produisant la fièvre qui surviendra par suite de l'absorption rendue plus facile par cette débilité. Cette débilité générale est seule la cause qui a favorisé l'absorption des particules miasmatiques, et non l'eau pure. Dans un cas d'empoisonnement par l'arsenic, quatre personnes furent saisies de fièvres intermittentes tenaces qui durèrent plusieurs mois.... L'arsenic n'a point été ici la cause secondaire qui a produit la maladie, mais bien l'état pathologique général de l'organisme qui n'a pu réagir contre les miasmes.

Mais ces états organiques, une fois produits, sont des causes inévitables, et par cela même ne peuvent entrer dans le programme que nous nous sommes tracé, qui est de ne traiter que des causes à l'action desquelles il est possible de se soustraire. Nous allons donc passer à l'étude de ces causes, en ayant toutefois bien soin de faire ressortir dans quels états organiques elles agissent avec le plus d'intensité.

Elles ressortent principalement de l'habitation, des coutumes et des professions diverses (1).

De l'habitation.

En traitant de la demeure, nous avons expliqué comment, par son exposition à l'action des vents chargés de miasmes, par sa situation sur un terrain humide, par la nature de son plancher, de son toit, par le nombre et la disposition de ses ouver-

(1) Nous ne parlons pas de l'influence de l'eau stagnante, prise comme boisson ou employée à l'extérieur du corps : car ce n'est pas autre chose que le miasme lui-même dissous dans l'eau : or, il ne s'agit ici que des causes qui peuvent favoriser son absorption.

tures, elle contribuait à la production des maladies miasmatiques. Ce serait entrer dans des répétitions inutiles que de revenir sur ce sujet.

Des coutumes. — Promenades du soir et du matin.

Le soir et le matin, lorsque l'abaissement de la température détermine la condensation des vapeurs, le voisinage des marais est infiniment plus dangereux qu'aux époques de la journée où la chaleur du soleil communique à l'air une faculté dissolvante, étendue à un point tel, que, jusqu'à présent, on n'a pu trouver, par l'analyse chimique, aucune différence entre l'air des lieux marécageux et l'air le plus pur. Mais les miasmes disséminés dans l'air se condensent, en même temps que les vapeurs aqueuses se dissolvent dans la rosée, et deviennent alors appréciables aux investigations de la science. C'est ainsi que Rigaud de Lisle a recueilli la rosée des Marais Pontins, dans laquelle Vauquelin trouva des matières organiques; que Moscati a observé les vapeurs condensées des rivières, donnant une matière floconneuse et d'une odeur fétide, etc. On a remarqué aussi que les premières pluies de l'hivernage étaient beaucoup plus corruptibles que les suivantes, dans les pays marécageux, parce qu'elles dissolvaient des particules organiques ou déterminaient leur condensation par le refroidissement subit que leur passage produisait dans l'atmosphère.

Ces faits sont d'accord avec l'expérience pour démontrer que les promenades du soir et du matin, si usitées dans les pays chauds et humides, sont dangereuses.

La chaleur étouffante de la journée rend ces heures précieuses pour les habitants, par le répit qu'elles apportent à l'état de quasi-suffocation dans lequel ils se trouvent; mais, au lieu d'en jouir paisiblement dans leur demeure, ils vont au dehors rechercher un surcroît de bien-être en respirant l'air libre et frais.

La rosée ou le serein tombent quelquefois assez abondamment pour imbiber les vêtements d'eau, comme s'ils avaient reçu une pluie fine et continue. Lorsqu'on revient de la promenade, on se sent toujours fatigué et courbaturé, sans que cet état soit en rapport avec l'exercice auquel on s'est livré.

J'ai vu beaucoup de personnes qui se levaient avant le jour et faisaient une course à cheval pour se tonifier, disaient-elles, par le froid (relatif) du matin, tomber, après quelques jours, malades de fièvres intermittentes très-rebelles. C'étaient, pour la plupart, des étrangers acclimatés, vivant cependant dans les circonstances les plus favorables d'habitation et de nourriture.

Les serenos ou gardes de nuit des villes de l'Amérique espagnole, situées dans des lieux marécageux, sont très-souvent atteints de fièvres palustres. Passé six ou sept heures du soir, les promenades dans les environs de Valence en Espagne sont désertes, car la fièvre sévit, presque à coup sûr, sur les retardataires.

Les moyens préservatifs que l'on peut employer ne sont pas toujours efficaces; nous les indiquerons en parlant du régime. Malgré ces moyens, la maladie survient le plus souvent; mais cependant sa venue sera d'autant plus assurée, et son action d'autant plus intense, que l'organisme se trouvera dans les circonstances que nous allons énumérer.

Convalescence de maladies palustres. La rechute est presque certaine. Ce fait se répète tellement, qu'il est passé en axiome, chez les indigènes de l'Amérique, qu'un convalescent doit sortir avec le soleil, et rentrer avant qu'il ne soit couché.

Lorsque j'étais chargé de l'hôpital militaire de Mazatlan, je voyais revenir très-fréquemment les mêmes individus, offrant des récidives de fièvres intermittentes; c'étaient des soldats que leur service appelait à faire les factions du soir et du matin. J'avertis le commandant militaire de ce fait et des conséquences qui en résultaient pour les soldats; il fut décidé que les convalescents ne feraient de service que le jour, et les récidives cessèrent. On les observa de nouveau, lorsque ce commandant fut remplacé par un officier qui ne voulut entrer dans aucune considération, et fit faire à tous les soldats indistinctement les mêmes heures de faction.

Les domestiques, les pauvres, tous ceux, en un mot, que la nécessité force de sortir le matin ou le soir dans la convalescence des fièvres intermittentes, languissent pendant sept ou huit mois de chutes en rechutes; les uns meurent, les autres parviennent à grand'peine à se rétablir dans la saison sèche.

Les fatigues. On comprend très-bien comment l'épuisement général des forces s'oppose à la réaction nécessaire à l'élimination du miasme; aussi est-il beaucoup plus dangereux de s'exposer, le soir, aux émanations miasmatiques après une journée de marche, que le matin. Lorsque le corps a été soumis à des fatigues réitérées et excessives, la fièvre survient comme conséquence immanquable. Les soldats en campagne, les muletiers, les courriers, tous ceux, enfin, qui exercent des professions d'un travail incessant, sont décimés tous les ans par les maladies paludéennes.

La mauvaise nourriture et les privations. Ceux qui ne sont sustentés que par des aliments peu stimulants et peu nutritifs, ou indigestes, chez lesquels l'atonie de l'estomac est extrême, la nutrition altérée, et la débilité générale augmentée, peuvent être désignés d'avance comme devant succomber à l'action des miasmes condensés du soir et du matin.

Il en est de même de ceux qui ont été éprouvés par des privations antérieures. L'absorption, pour réparer les pertes, se charge avec avidité de tous les corps à sa portée, et introduit les miasmes en grande abondance.

La privation momentanée des aliments. Il n'est pas même nécessaire que l'organisme soit épuisé par des fatigues, des privations antérieures et une mauvaise alimentation ; il suffit que l'estomac soit vide depuis plusieurs heures, et que l'économie éprouve le besoin de réparation journalière, pour que la maladie se produise avec facilité. J'ai déjà cité ce fait, que de deux individus exposés aux effluves marécageuses, celui qui vient de faire un bon repas est exempt de l'affection qui sévit de toute sa force sur l'autre qui est à jeun. J'ai vu des exemples nombreux de ce genre. Beaucoup de personnes se promènent, après le lever du soleil, quelque temps, afin de gagner l'appétit pour le déjeuner; elles reviennent avec la fièvre. Cela se conçoit facilement, car l'absorption n'est jamais plus active que lorsque l'économie éprouve le besoin de la réfection accoutumée.

Toutes les circonstances, en un mot, dans lesquelles l'organisme est débilité, épuisé de longue date ou depuis peu de temps, comme par les excès vénériens, les travaux d'esprit excessifs, etc., concourent à faciliter l'absorption miasmatique ou à rendre impuissants les efforts d'élimination de l'organisme : ceux donc qui veulent jouir de la fraîcheur des soirées et du matin, ne doivent s'y exposer que dans l'état de santé la plus parfaite. Ceci soit dit par esprit de tolérance, car le mieux serait de s'abstenir de ces promenades.

Dormir la nuit en plein air.

Au moment des plus fortes chaleurs, un grand nombre de personnes placent leur lit dans les cours des habitations, et passent la nuit exposées au serein qui tombe avec abondance, mais qui en même temps les délivre des moustiques et leur apporte la fraîcheur. Dans les villes des côtes occidentales du Mexique, cet usage est très-répandu.

Il est un grand nombre de personnes qui, non contentes de se procurer la fraîcheur de l'air libre, trouvent encore le lit trop chaud, étendent une natte sur le sol humide et s'y couchent.

Les maladies les plus graves sont le prix de cette coutume : il est inouï que ceux qui s'y livrent passent une saison de pluies sans être attaqués de fièvres ou de dyssenterie.

Dans l'état de sommeil, l'élimination du miasme est d'autant plus difficile que l'organisme est dans un état général de prostration. Toutes les fonctions sont moins énergiques, la circulation se ralentit, et la calorification est moindre que dans l'état de veille. Aussi est-il moins dangereux d'être exposé dans cet état aux émanations miasmatiques que pendant le sommeil.

Voyager la nuit.

Nous ne citons cette coutume ici que pour mémoire, car nous avons parlé ailleurs des mauvais résultats qu'elle entraîne pour la santé.

Des professions. — Laboureurs.

Les travaux des champs ne sont pas seulement nuisibles à la santé par les intempéries atmosphériques : le labourage, et plus encore le défrichement, remuent, soulèvent la terre végétale et favorisent le dégagement des miasmes, prisonniers sous la croûte desséchée de la couche superficielle du terrain.

La décomposition des plantes annuelles, les irrigations, les détritus des insectes, tout concourt à augmenter la somme des miasmes dégagés; en même temps que les fatigues corporelles, l'insolation, la mauvaise nourriture, prédisposent l'organisme à leur absorption. Dans les pays chauds et humides, les campagnes, loin d'être un asile pour la santé, sont, au contraire, le foyer de maladies très-graves. Les villages des Indiens sont visités tous les ans par des épidémies de fièvres intermittentes et de dyssenteries. Les travaux des champs ne concourent pas seuls, il est vrai, à la production de ces affections diverses ; la facilité de se gorger de lait et de fruits, l'incurie des habitants, relative à leurs vêtements, à leurs habitations, etc., entrent pour beaucoup dans l'étiologie des maladies dont ils sont attaqués.

Dans la saison humide des pays non marécageux, le dégagement de miasmes est assez abondant pour produire des maladies chez les hommes livrés aux travaux des champs. La différence d'action des lieux ressort avec évidence lorsqu'on compare l'état sanitaire d'une ville avec celui des campagnes environnantes : point de fièvres dans la population urbaine, maladies de toutes sortes dans la population rurale.

Bûcherons.

La coupe et le transport du bois sont extrêmement nuisibles à la santé dans les pays humides.

Lind rapporte deux exemples qu'il choisit au milieu de beaucoup d'autres que, dit-il, il pourrait citer. « Le commandant d'un navire de guerre se rendit à terre, dans l'île de Saint-Dominique, avec douze hommes, pour couper du bois et découvrir entièrement une petite étendue de terrain qu'il avait le projet d'acheter ; mais au bout de quelques jours, la maladie l'obligea à se désister de cette dangereuse entreprise : il tomba attaqué d'une fièvre violente, en même temps que onze de ses douze hommes. Ces fièvres dégénérèrent bientôt en intermittentes tenaces, dont plusieurs moururent. »

« Le *Ludlow castle*, navire de guerre de quarante canons, perdit, à son dernier voyage à la côte de Guinée, vingt-cinq hommes qui avaient été employés à couper du bois, à Sierra-Leone, pour les besoins du navire. »

Les hommes qui, dans l'Amérique, se livrent à la coupe et au transport des bois de teinture, se voient tous les ans en butte aux attaques de maladies formidables.

Il n'est pas jusqu'aux menuisiers et aux charpentiers qui, bien que travaillant sur du bois sec ou presque sec, ne soient, de tous les artisans, ceux qui sont le plus exposés aux maladies palustres.

Chasseurs.

On paye souvent bien cher le plaisir de la chasse, dans les pays chauds et humides. La nécessité de s'enfoncer dans les bois, de longer les bords des marais, de s'y plonger même; la chaleur intense, l'insolation, la fatigue, souvent la privation d'aliments se réunissent pour favoriser l'absorption des miasmes. Je n'ai jamais vu de partie de chasse, dans des lieux marécageux, qui n'ait été suivie de fièvres chez le plus grand nombre de ceux qui s'y étaient rendus.

« . . . . . Mais dès qu'ils sortent de la ville (les « Européens), dit M. Thévenot, ils s'exposent bien « plus à toutes les causes de maladies. Soit que le « plaisir de la chasse ou de la promenade les en- « traîne, soit que, etc., . . . ils doivent surveiller « d'autant plus leur santé.

« Pendant six mois la grande terre offre peu de « danger. Dès que les marais sont desséchés, c'est- « à-dire de janvier jusqu'à la fin de mai, les mias- « mes dangereux sont emprisonnés dans le sol, et « la chasse n'offre plus que les dangers qui tien- « nent à l'insolation ou à ses suites. Pendant le

« jour, il faut craindre sans doute la chaleur même « et le froid qui la suit, mais c'est principalement « la nuit qu'on doit redouter. Le chasseur qui en « brave l'humidité sous une tente, revient souvent « frappé de maladies graves. Le plaisir de la chasse, « les promenades sur l'eau offrent donc aux Euro- « péens une distraction qu'ils peuvent prendre dans « un pays d'ailleurs si triste par lui-même ; mais « ils ne doivent pas oublier que ce plaisir, partout « aventureux, l'est surtout dans les bas-fonds à de- « mi desséchés, sous un ciel variable, où la bise « trop fraîche et l'eau saumâtre des sables peuvent « seules tempérer la soif ardente qu'il éprouve (1).

« Plusieurs personnes du navire de guerre *le Phé-* « *nix* se livrant au plaisir de la chasse sur les bords « d'un marais étendu, durent absorber ses émana- « tions, car elles furent immédiatement saisies de « défaillances, de vomissements, de douleurs de « tête et d'envies fréquentes de cracher, à cause de « l'odeur désagréable qui, disaient-elles, semblait « sortir de la bouche et de la gorge (2). »

Nous avons observé, pour notre compte, un grand nombre de faits de ce genre sur des marins

(1) *Loco citato*, p. 288.
(2) Lind, *An essay*, etc., p. 152.

nouvellement débarqués qui, désireux de connaître le pays, pénétraient dans l'intérieur, le fusil à la main. Les accidents si fréquents qui résultent de ces courses, devraient cependant engager les commandants des navires à ne point donner de permissions dans ce but.

Les indigènes eux-mêmes, les Européens acclimatés ne peuvent s'y livrer sans danger. Les populations sauvages des frontières du Mexique et des Florides passant leur vie à la chasse des buffles, à la guerre et au pillage, ne faisant leurs longues marches que la nuit, diminuent tous les ans rapidement, décimées, en partie, par les maladies palustres.

Pêcheurs, Mariniers, etc.

Il n'est point nécessaire pour la pêche de se soumettre à l'action du soleil et de la chaleur et de s'astreindre à de grandes fatigues corporelles. C'est ordinairement la nuit que sur les côtes des régions tropicales, la pêche est plus abondante, et d'autant plus que le temps est plus sombre, l'air plus calme, plus humide et plus chargé d'électricité. C'est alors l'occasion favorable pour le pêcheur : il s'embarque dans son canot, et pénètre dans les petites baies, les lagunes dont le littoral est toujours riche en végétaux amphibies. Toute la nuit se passe ainsi ; et il reste sans abri contre le serein, la pluie, les émanations miasmatiques, les pieds dans l'eau, et sous l'impression du refroidissement de l'air.

Cette profession nous amène naturellement à parler du danger de naviguer sur les rivières et les fleuves.

« Les voyages dans le Sénégal ou dans la Gam-
« bie sont d'autant plus dangereux qu'on les fait en
« une saison plus humide. La traite des gommes
« n'a lieu heureusement que dans les plus grandes
« sécheresses, encore arrive-t-il souvent que les
« Européens contractent pendant sa durée des fiè-
« vres aiguës ou des méningites d'autant plus gra-
« ves qu'elles sont insidieuses, c'est ici principale-
« ment que l'Européen doit redoubler de soins pour
« lui-même. Une chaleur ardente, la fatigue du
« voyage, la fraîcheur des nuits, la mauvaise nour-
« riture font plus d'une victime parmi ceux qui se
« mêlent avec les indigènes..... Hors le temps de
« la traite tout voyage dans le fleuve doit être évité.
« De juin à décembre toutes les terres sont hu-
« mectées par les pluies, le sol est empoisonné.
« Malheur à l'Européen qui se fiant à la rapidité

« des bateaux à vapeur, se hasarde aux marchés « de Galam. L'expérience de chaque année nous « prouve que cette rapidité ne peut que diminuer « les chances de la mort, elle est loin de les dé- « truire (1). »

La navigation des fleuves est plus dangereuse la nuit que le jour; c'est un fait sur lequel Lind a insisté, en recommandant de n'employer au service des fleuves que les indigènes. Mais les indigènes succombent autant que les Européens sous l'influence des miasmes délétères qui s'élèvent en si grande abondance des rives ; car contre l'infection miasmatique il n'est pas d'immunité. Voyez les dépopulations périodiques des villages nègres des bords de la Gambie et du Sénégal; les Maures de l'Afrique sont aussi souvent attaqués d'hépatite et de fièvre que les Européens acclimatés de Saint-Louis.

Si les Européens nouveau-venus succombent plus tôt, cela dépend de ce qu'ils sont sous l'influence simultanée de la chaleur extrême, du changement de nourriture et d'habitudes : plusieurs causes se réunissent donc chez eux pour produire la maladie; les indigènes n'ont à lutter que contre le miasme (2).

(1) Thévenot, *loc. cit.*, p. 289.

(2) On peut se faire une idée de l'action des miasmes des ri-

En Amérique les indigènes employés à la navigation des fleuves, sont toujours, dans la saison humide, en proie aux affections les plus graves.

Il suffit même d'habiter une maison située sur le bord d'une rivière pour être plus exposé que partout ailleurs aux maladies ; toute la partie de la ville de Tépic qui avoisine la rivière est très-malsaine ; il en est de même à Tampico, à Matamoros et à Guayaquil.

Fossoyeurs, Mineurs, Pionniers, Briquetiers, etc.

« Le fait d'inhumer les cadavres dans les con-
« trées marécageuses, dit Lind (1), a été fatal à une
« grande quantité de personnes, et on ne devrait
« confier ce soin qu'aux nègres ou aux indigènes.

vières sur les Européens, par le récit des faits suivants, empruntés au Rapport à l'amirauté, sur l'état sanitaire de la croisière africaine. On sait que le service se fait par des embarcations, qui vont et viennent le long de la côte, pénètrent dans les criques et les petites baies, remontent les fleuves, etc. Chaque croisière dure quarante jours. Or en voici le résultat : *l'Éden* du 1er mai au 1er décembre perd 110 hommes sur 150. Le brick *la Bonnette* est rencontré allant en dérive, parce que tout son équipage étendu sur le pont est dans l'impossibilité absolue de manœuvrer. A bord de *la Sibylle*, il ne reste plus de l'état-major qu'un lieutenant et un canonnier, le reste est mourant, etc., etc.

(1) *Loc. cit.*, p. 156.

« Les émanations qui s'élèvent de la terre fraî-« chement remuée, que ce soit pour une tombe « ou pour des fosses, sont beaucoup plus dangereuses « que le sol même fangeux de la superficie ; dans « quelques endroits on a reconnu qu'il y avait risque « presque certain de mort pour l'Européen de « creuser un tombeau, à moins d'être depuis long-« temps acclimaté. Dans de telles circonstances, les « amis du défunt doivent même s'abstenir d'assis-« ter aux funérailles. » Ce que dit Lind est parfaitement exact, excepté sur le point de l'immunité pour la personne depuis longtemps familiarisée avec le climat; c'est une erreur, car ces emplois de fossoyeurs, de mineurs, etc., sont toujours remplis dans les pays chauds par les indigènes qui néanmoins succombent très-promptement.

En 1842 on fonda à quatre lieues de Tépic une fabrique pour la filature des cotons : il s'agissait de constructions immenses, qui nécessitèrent des fondations très-larges et très-profondes ; on réunit un millier d'ouvriers, tous indigènes, pour cette besogne qui se fit pendant la saison sèche et dans un pays non marécageux ; il en résulta cependant des fièvres et des dyssenteries très-nombreuses qui durèrent tant que la terre fut ouverte et ne vinrent à diminuer que lorsque les fondations s'élevèrent au niveau du sol.

En 1846, les chefs d'une révolution qui se déclara à Mazatlan décidèrent qu'on entourerait la ville d'une ceinture de fossés profonds de six à huit mètres ; le temps pressait, on fit appel à tous les ouvriers indigènes, et on se mit à l'œuvre. On conservera longtemps dans la classe pauvre le souvenir de cette époque : il y eut des maladies en si grand nombre, qu'il n'était pas une maison de gens du peuple qui ne contînt un ou deux malades; des individus moururent deux heures après l'apparition des premiers symptômes qui étaient toujours des frissons violents, suivis de fièvre, de perte de connaissance et de convulsions. L'état sanitaire de la ville à cette époque était on ne peut plus satisfaisant.

Les mineurs fournissent aussi aux maladies un contingent très-nombreux; passant leur vie dans les entrailles de la terre, foulant un plancher humide, respirant un air nauséabond, jamais exposés à l'influence salutaire du soleil, ils éprouvent par an deux ou trois maladies, et meurent prématurément.

La profession de briquetier est une des plus malsaines que l'on puisse exercer dans les pays chauds : la nécessité de remuer la terre, de l'écraser, d'en faire une pâte avec l'eau, de la malaxer avec les pieds, avec les mains, expose au dégagement de miasmes nombreux. Aussi lorsque vient la saison des pluies, on est obligé de renoncer à la fabrication des briques et des tuiles, autant par l'absence forcée d'un grand nombre d'ouvriers qui tombent malades, que par la difficulté de travailler la terre ramollie par l'humidité.

Nous en avons dit assez sur les professions, pour donner l'éveil aux personnes qui habitent les pays chauds et marécageux et les engager à bien considérer toutes les circonstances dans lesquelles elles se trouveraient par suite des professions qu'elles auraient embrassées. La meilleure profession est celle qui force à une vie sédentaire ; par là, on n'est plus exposé aux influences diverses et nombreuses qui assiégent la santé au dehors. Les femmes sont, en général, moins fréquemment malades que les hommes, dans les pays chauds, et vivent plus longtemps. Cela tient à leurs habitudes de retraite. Si leur nombre est plus considérable que celui des hommes, cela dépend tout autant de cette circonstance qui assure leur santé et leur longévité, que de la polygamie dans les pays asiatiques, qui déterminerait, suivant Montesquieu, la naissance d'un nombre plus grand de filles que de garçons.

Les affections vives de l'âme.

La commotion générale de l'organisme, après un accès de violente colère, est souvent suivie de fièvres intermittentes. Nous avons observé, de ce fait, des exemples nombreux. Nous en citerons un, le plus remarquable de tous.

En 1841, six employés subalternes de la douane de San-Blas, se prirent d'une violente querelle, qui dura plus d'une heure, et se termina par des menaces et des injures. Quatre d'entre eux furent aussitôt saisis de vomissements et de frissons, suivis de fièvre, et qui se manifestèrent bientôt en intermittentes tierces. Un d'eux mourut au bout de trois jours; les trois autres guérirent après quelque temps de maladie.

La peur, la tristesse, les émotions du jeu, amènent aussi des résultats semblables.

Résumé des causes secondaires.

On voit que l'homme habitant les pays chauds, n'a pas seulement pour ennemis, les influences climatologiques; celles-ci ne seraient pas toujours suffisantes pour troubler la santé, si leur action n'était favorisée par des circonstances dépendant de la volonté de l'homme, qu'il peut, à son gré, évoquer ou éluder.

Les unes ajoutent à l'action de la chaleur humide ; les autres, à l'action de la chaleur sèche; un troisième ordre préside aux variations de la température, et le dernier favorise l'absorption miasmatique.

Mais, résultat singulier ! l'homme des pays chauds et humides habite une demeure mal orientée et d'une situation mauvaise ; il s'alimente d'aliments peu nutritifs et insuffisants à stimuler, et se gorge de boissons aqueuses ; l'atonie de l'appareil digestif est augmentée, la nutrition altérée ; la force de réaction diminue, et l'organisme se trouve sans défense devant les influences miasmatiques : la fièvre intermittente ou continue, la dyssenterie et l'hépatite surviennent.

L'homme des pays chauds et secs, se nourrit d'aliments stimulants, fait du vin ou des liquides alcooliques, sa boisson habituelle. La muqueuse gastrique est dans un état d'irritation extrême ; l'économie est sous l'influence générale d'un sang trop excitant ; la circulation, l'exhalation cutanée et pulmonaire, la calorification sont à leur maximum d'énergie. Il continue ce régime et la fièvre bilieuse et la dyssenterie surviennent.

Que la température, élevée le jour, baisse subitement la nuit ; qu'il y ait une grande différence entre la température de l'air du dehors très-chaud, et celle de l'air du dedans très-frais ; qu'en un mot des refroidissements brusques se fassent sentir ; la colique sèche, l'hépatite, la dyssenterie et plus tard la fièvre intermittente surviennent.

De même que, lorsque l'homme s'expose à l'action des miasmes à leur maximum d'intensité, comme le soir et le matin ; ou qu'il s'y soumet dans des circonstances organiques, propres à favoriser l'absorption d'une part, et impuissantes de l'autre, à produire une réaction éliminatoire suffisante ; la fièvre intermittente, la dyssenterie et l'hépatite surviennent encore !

Les causes les plus contraires de leur nature, dont les unes ont une action sur l'organisme radicalement inverse de celle des autres, qui le modifient et le prédisposent de la manière la plus contradictoire, viennent donc, en définitive, à produire des résultats presque toujours identiques.

La dyssenterie, la fièvre bilieuse continue ou intermittente, l'hépatite, tel est le terme où vont aboutir toutes les causes secondaires qui aident à l'action des causes générales climatologiques.

Nous avons cherché à donner les raisons physiologiques de ce résultat : elles indiquent d'une manière claire pour nous, la similitude d'action qui existe entre la cause qui produit telle maladie dans les pays chauds et humides, et la cause contraire à la première qui produit la maladie semblable, dans les pays chauds et secs, ou celle, toute différente des deux premières, à laquelle est encore due la même maladie, dans le cas des changements brusques de la température.

Les accidents, les symptômes, la maladie enfin, sont en apparence partout les mêmes; la cause seule est différente.

Si l'investigation n'amenait qu'à la connaissance de ce fait, elle serait stérile, car elle ne donnerait aucun résultat utile, et n'aurait d'autre mérite que de concourir à compléter l'histoire générale des maladies des pays chauds. Mais la thérapeutique vient bientôt donner la preuve que la considération de la cause est très-importante. Pour guérir la fièvre bilieuse et la dyssenterie, dans les pays chauds et secs, il faut recourir aux antiphlogistiques et à la diète presque absolue d'aliments; tandis que les maladies semblables des pays chauds et humides, réclament un traitement contraire, stimulants généraux, toniques et évacuants. Saignez un malade de fièvre bilieuse, dans la saison des pluies des pays de côtes ou des contrées marécageuses, et son état s'aggravera : il aurait été soulagé dans un pays sec. Donnez un drastique ou une boisson fortement tonique à un malade de la même affection, dans la saison sèche d'une contrée sèche, et vous noterez une exaspération générale et complète des symptômes.

Il faudrait sans doute conclure de là que la similitude des affections n'est que nominale; car deux maladies manifestant les mêmes symptômes, mais produites par des causes essentiellement différentes l'une de l'autre, mais guéries par une médication contraire, ne peuvent être de même nature. Le débat de cette question appartient à la pathologie générale, et nous n'avons pas à nous occuper de l'approfondir.

Ces causes morbides sont donc bien importantes à connaître, puisque leur considération peut seule conduire à la mise en œuvre d'une thérapeutique rationnelle, lorsqu'il s'agira de traiter les fièvres bilieuses, les dyssenteries, les diarrhées et les hépatites.

Une seule maladie apparaît sous l'empire de causes diverses et contraires, mais persiste à offrir toujours les mêmes caractères et à ne céder, dans toutes les circonstances, qu'à l'action d'un médicament invariable partout. Cette maladie est la fièvre intermittente; ce médicament est le quinquina.

La multiplicité des causes secondaires qui produisent cette affection, n'est qu'apparente, et il n'en existe, à vrai dire, qu'une seule efficiente, ressortant des causes générales, le miasme. Mais les causes secondaires méritent d'être prises en considération : car que la débilité générale détruise la réaction nécessaire à l'élimination des miasmes; que la perturbation des fonctions organiques sous l'influence d'un refroidissement laisse un libre passage à leur introduction; que les privations, les fatigues, l'épuisement en déterminent une absorption plus abondante; ou que l'on s'expose à leur action, aux heures où la quantité est le plus considérable, il est évident que ces causes si diverses président néanmoins à l'action de la cause réellement efficace, le miasme ! Quant à celui-ci, de quelque manière qu'il ait pénétré dans l'économie, son action est toujours la même, la maladie qui en résulte, toujours identique, et le traitement qu'on doit diriger contre elle, toujours semblable, sous peine d'insuccès.

Telles sont donc les causes secondaires des maladies dans les pays chauds. Variables dans leur nature, souvent même contraires, elles viennent à produire, dans les résultats, une similitude, réelle et que la thérapeutique confirme dans les fièvres intermittentes, apparente et qu'elle détruit dans les maladies diverses qui règnent dans ces contrées.

Il faut bien se convaincre qu'il n'est pas, dans les pays chauds, d'actes absolument indifférents. Ils ont tous, quelles que soient leur nature et leur importance, une influence quelconque, bonne ou mauvaise, sur la santé.

Les appétences organiques, dérivant des impulsions instinctives, seuls guides des indigènes, sont, en général, fausses et compromettantes. A considérer l'hygiène des habitants des pays chauds et humides, relative aux aliments, aux coutumes, etc., il semble que tout a été calculé pour produire les pires résultats. Dans les pays secs, l'hygiène est plus conforme aux besoins de l'organisme, et il y a du profit à l'imiter, en faisant toutefois de nombreuses restrictions.

Éviter les causes secondaires, c'est déjà un grand avantage remporté par l'homme dans la lutte contre l'influence des climats chauds. Il nous reste maintenant à décrire les moyens de fortifier l'organisme contre l'action de ces climats, en corrigeant les modifications que leur influence lui a imposées. L'ensemble de ces moyens constitue le régime.

CINQUIÈME PARTIE.

LE RÉGIME.

On ne peut lutter contre les influences délétères climatologiques des pays chauds que de deux manières : modifier la nature d'une contrée, et alors on supprime les influences — cette œuvre, la société peut seule l'accomplir ; ou, en les acceptant telles qu'elles sont, confier à l'hygiène privée le soin de les neutraliser, c'est-à-dire de défendre l'organisme contre leurs atteintes — c'est ce qu'il est toujours possible, au simple particulier, de faire.

Il est à peine besoin de remarquer qu'il n'est aucune parité à établir dans l'efficacité de ces deux procédés. Le premier ayant pour effet principal d'épurer l'air des principes qui, altérant sa composition, le rendaient délétère, est presque radical, et, une fois accompli, laisse l'homme en présence seulement de la chaleur et des variations de la température. Le second, en maintenant l'organisme dans l'état le plus voisin de l'état normal, ne fait que prolonger la lutte qui se termine toujours au détriment de l'individu, surtout dans les pays de miasmes. Ce n'est donc point un moyen définitif d'assurer la santé, mais c'est celui de retarder la maladie le plus longtemps possible.

L'efficacité du régime est surtout négative, en ce sens que les causes secondaires sont évitées : ne point les subir, c'est une chance de maladie de moins.

L'institution du régime des pays chauds est une tâche rendue facile par ce que nous avons exposé des causes des maladies dans ces contrées. Il suffit, en effet, de prendre pour chaque région, humide ou sèche, la contre-partie des causes secondaires qui lui sont propres : c'est dire que le régime doit être considéré diversement, suivant qu'on habite une contrée chaude et humide, ou une contrée chaude et sèche.

CHAPITRE I. — DU RÉGIME CONVENABLE AUX PAYS CHAUDS ET HUMIDES.

Époque de l'arrivée.

Les Européens qui vont habiter les pays chauds, doivent choisir avec soin la saison du départ et celle de l'arrivée. Deux conditions sont à remplir pour acquérir la plus grande somme d'immunité. Si le départ d'Europe a lieu dans l'hiver, alors que la température est de 0° ou au-dessous, on se trouvera transporté, en un temps qui peut varier de quinze jours à deux mois pour les régions transatlantiques et l'Afrique occidentale, au milieu d'une atmosphère dont la température à l'ombre est rarement moindre de 16 à 18 degrés, et au soleil de 22 à 25 pour les mois de janvier et de février, et beaucoup plus élevée dans les mois de mars, d'avril et de mai. La transition est donc trop brusque, et se fait dans des limites trop étendues pour que l'organisme la subisse sans inconvénient.

Si le départ s'effectue en mai, on arrive dans les régions tropicales de cet hémisphère, au moment où le soleil se trouve au zénith et déverse alors les quantités les plus considérables de chaleur. C'est, de plus, la saison des pluies, les marais sont pleins, les moustiques fourmillent, tous les éléments de maladies se trouvent réunis dans cette saison pour accabler l'Européen qui vient imprudemment s'exposer à leur action. Les épidémies annuelles sévissent, et la fièvre jaune commence déjà à faire des victimes.

Ainsi le départ d'Europe en décembre et en janvier doit être évité, parce qu'il expose à une transition brusque de température, à l'arrivée dans les tropiques; et, de plus, parce qu'on est exposé, à cette époque de l'année, aux variations de la température locale, qui font que la nuit et les matinées sont très-fraîches et la chaleur très-forte à midi.

On doit de même éviter le départ en mars, avril et mai, parce qu'on sera en butte à une température beaucoup plus élevée, et que toutes les causes de maladies se trouvent réunies pour sévir sur l'étranger. Juin, juillet, août, septembre et octobre sont les mois les plus dangereux.

Les périls et la difficulté de l'acclimatement consistent dans l'étendue des changements que l'organisme doit subir sous l'influence des causes générales. La prédisposition pathologique de l'habitant des pays tempérés n'est pas la même l'hiver que l'été. Dans la saison du froid la respiration est plus accélérée, l'hématose plus complète et la calorification plus développée. Toutes ces fonctions diminuent en été (1), mais elles diminuent peu à peu et sans secousses dangereuses pour l'économie. On comprend donc facilement comment l'homme muni d'un surcroît d'activité dans la respiration et la calorification propres à le faire réagir contre le froid, se trouve embarrassé de ces richesses lorsqu'il tombe, sans transition suffisamment ménagée, dans un climat chaud. Tout tourne alors contre lui, le climat d'abord et sa propre constitution. Lind avait donc bien raison de conseiller de promener plusieurs mois en mer les matelots et les colons, afin de les préparer peu à peu à l'action organique de la chaleur.

Ce qu'il faut éviter avant tout, c'est la transition brusque, non-seulement de la température, mais encore de l'organisme; c'est-à-dire qu'il faut arriver

(1) Et la preuve s'en trouve dans l'impression vive que produisent les premiers froids de l'automne, plus vive que celle produite par les froids de janvier. On explique cela par l'habitude : mais l'habitude, avons-nous dit, n'est autre chose qu'une modification nouvelle de l'organisme, produite par des agents nouveaux. Lorsque le froid n'est plus aussi sensible, c'est que l'hématose est plus complète, la calorification plus développée, etc.

dans la saison la plus semblable à celle dans laquelle le départ a eu lieu, et dans des conditions organiques telles que le changement que l'économie aura à subir, ait déjà commencé. Ainsi le départ d'Europe devra toujours s'effectuer à la fin des chaleurs, alors que l'organisme est modifié par l'élévation continue de la température des trois ou quatre mois qui viennent de s'écouler. En partant, par exemple, au commencement ou au milieu d'octobre, on arrive à la fin de novembre, le soleil est à cette époque en course vers l'autre hémisphère, la chaleur est moindre et égale toujours, les vents humides ont cessé, et les vents siccatifs commencent à souffler; les miasmes diminuent chaque jour de malignité et de force. L'ensemble des phénomènes que présente alors le climat peut être comparé à l'été que l'on vient de passer en Europe.

Si la similitude n'est pas complète, on peut dire au moins qu'elle est aussi grande que possible. La modification de l'organisme déjà commencée, ne fait donc que se continuer peu à peu sans secousses violentes.

Ainsi, départ à la fin des chaleurs et arrivée au commencement de la saison fraîche d'une part; de l'autre, acclimatement plus facile, c'est-à-dire que la modification organique qui va se produire était déjà en voie d'exécution : telles sont les deux conditions qu'il faut remplir pour pénétrer sain et sauf dans les régions tropicales de cet hémisphère.

Quant à l'hémisphère austral, si les conditions sont les mêmes, les époques du départ doivent être différentes, et choisies dans le sens précisément inverse.

L'habitation.

Orientée au nord, au sud ou à l'ouest, située sur un terrain humide, ses ouvertures recevant les vents miasmatiques, le genre de toiture qui la rend à la fois trop chaude et trop froide, la nature du plancher qui laisse transsuder l'humidité, le nombre insuffisant de ses ouvertures, et enfin la couleur dont on peint l'extérieur : telles sont les causes qui, séparées ou réunies, rendent la demeure malsaine.

Les conditions les plus favorables que doit réunir l'habitation sont les suivantes : elle doit être placée dans une rue dont la direction est nord et sud : l'ombre qui règne d'un côté des maisons, le matin, et du côté opposé le soir, empêche le sol de se pénétrer de toute la chaleur du soleil qui darde, la journée entière, ses rayons sur les rues qui vont de l'est à l'ouest. Le côté exposé au soleil levant est préférable au côté qui regarde l'occident; parce que les premiers rayons dissipent les vapeurs, les brumes et la rosée de la nuit, et que la température est plus égale, en général, aux différentes heures de la nuit et du jour, avantage dont sont privées les maisons exposées à l'ouest, qui présentent les extrêmes les plus éloignés de la température.

La demeure doit être assise sur un terrain plan et sec. Les terrains en pente exposent à l'humidité par l'infiltration de l'eau des parties supérieures aux parties déclives. Le moyen de s'assurer de la sécheresse du sol est de mesurer la profondeur du niveau de l'eau, dans les puits. Si l'eau est à fleur de terre et même jusqu'à une profondeur de un mètre et demi à deux mètres dans la saison sèche, il faut considérer le terrain comme humide ou comme exposé à l'humidité, car dans le temps des pluies, le niveau de l'eau s'élève considérablement. Plus la profondeur à laquelle le niveau de l'eau existe dans les puits, est grande, et plus on est assuré de la sécheresse du sol. Il faut aussi que le terrain ne soit pas imperméable à l'eau du ciel, comme la glaise, car l'eau séjourne à la surface et ne tarde pas à devenir miasmatique. La terre doit être poreuse. Le sable, les pierres ponces, les calcaires, etc., sont préférables à l'humus.

Les maisons construites sur caves sont préférables, de beaucoup, à celles qui sont établies sur un terrain solide. Mais ce mode de construction se rencontre rarement, surtout dans l'Amérique espagnole. Il faut donc s'attacher aux qualités différentes du plancher. Ceux de bois, de bitume et de sable, et de porcelaine offrent les garanties les plus réelles contre l'invasion de l'humidité. On fait aussi un sol artificiel, en creusant jusqu'à une certaine profondeur, en déblayant et en remplaçant la terre enlevée par de la pierre ponce, du sable ou des cailloux. Il faut que le plancher soit de quelques centimètres plus élevé que le niveau de la rue, afin d'éviter les infiltrations.

Ainsi que nous l'avons exposé, la toiture a une grande importance. De chaume ou de tuiles, elle est trop chaude le jour et trop fraîche la nuit, parce que l'air extérieur a un libre accès par les ouvertures nombreuses qui y existent, d'où résultent des courants en sens divers. La toiture la plus convenable est, non pas seulement celle qui ne laisse pas un libre passage à l'air, mais encore celle dont les matériaux sont moins bons conducteurs du calorique. Les maisons couvertes de feuilles de zinc et de plomb appliquées hermétiquement les unes sur les autres, ne laissant aucun passage par où des courants se puissent établir, sont donc encore très-mauvaises, parce qu'elles communiquent le calorique à l'air intérieur, qui devient suffocant. Les toits à l'italienne, formés de briques reposant sur des poutres transversales, et recouvertes d'une couche épaisse de mortier imperméable à l'eau, et mauvais conducteur du calorique, sont les meilleurs.

La ventilation facile et complète de la maison est nécessaire : il faut donc que les ouvertures, portes ou fenêtres, soient pratiquées aux murs parallèles, afin qu'on puisse établir, à volonté, des courants d'air qui balayent et emportent les émanations diverses et les remplacent par un air pur. Les réduits obscurs, les alcôves, les soupentes ont une mauvaise influence, en ce sens que l'air n'est pas facilement renouvelé, que l'obscurité y règne, et, par conséquent, l'humidité. Ajoutez que les moustiques sont d'autant plus nombreux et plus acharnés que l'air est plus calme, et la lumière moins vive.

Les maisons à étages sont préférables à celles de rez-de-chaussée, parce que les inconvénients du plancher n'existent plus, et que la ventilation est plus complète, et la chaleur moindre. Mais dans la saison sèche, les vents frais dominants les rendent dangereuses, par les répercussions de transpiration qui y sont plus faciles qu'au rez-de-chaussée, abrité par les maisons voisines. Il est donc utile de se soustraire à l'action de ces vents, en habitant le bas de la maison. Ceci soit dit dans la supposition que le rez-de-chaussée présente toutes les conditions réunies de salubrité ; dans le cas contraire, le premier étage est en tous temps préférable.

Il faut aussi que les murs soient assez épais pour ne pas communiquer la chaleur solaire à l'air intérieur, comme les toits de tuiles, de plomb ou de zinc laminé. Formés de briques liées par du mortier, et d'une épaisseur de 75 centimètres au moins, ils présentent les conditions les plus favorables.

Un des points les plus importants consiste dans l'accès des vents purs et secs. Examinez bien les environs de la demeure, si elle n'est pas sous le vent d'un cloaque, d'un cimetière, d'un marais; si les vents dominants n'ont pas dû passer sur des lieux infects avant d'y arriver ; veillez, en un mot, à ce que cette condition essentielle soit remplie, de l'accès libre d'un air sec et dépouillé de miasmes.

Il n'est pas, enfin, jusqu'à la couleur des murs extérieurs de la maison d'en face qui ne doive être un objet de considération. Blanchis à la chaux, ils réfléchissent la lumière solaire et lui communiquent un éclat éblouissant : il est donc à propos, que les murs voisins soient peints d'une couleur qui absorbe la lumière et l'empêche de devenir un désagrément extrême pour celui dont la vue n'a pas d'autre horizon.

Telles sont les conditions que doit réunir la demeure pour présenter toutes les garanties possibles de salubrité. L'ensemble seul en assure les bons effets : que quelques-unes manquent, et les conséquences fâcheuses ne tardent pas à survenir.

Alimentation.

Dans les pays chauds et humides, l'estomac est dans un état manifeste d'atonie, les sécrétions sont ralenties, les exhalations diminuées; l'énergie morale, nerveuse, musculaire, affaiblie; l'organisme, en un mot, se présente sous l'aspect de l'affaissement et de la débilité. L'indication qui se présente est donc celle-ci : réveiller l'appétit par des substances sapides ; stimuler l'estomac par des aliments dont les propriétés excitantes déterminent la prompte digestion, dont les propriétés nutritives apportent aux organes une réparation nécessaire à l'entretien de leurs fonctions et à la réaction indispensable à l'élimination des miasmes ; faire un usage modéré de boissons stimulantes de la muqueuse gastrique, et qui, absorbées, communiquent au sang les propriétés excitantes qui lui font défaut ; en un mot, modifier la composition du sang, et réveiller les organes engourdis par l'action énervante de la chaleur. Signalons donc les substances qui doivent produire ces effets, et nous passerons ensuite à la meilleure méthode de les employer.

Le pain.

Nous avons essayé de démontrer les inconvénients du maïs dans les pays chauds et humides. Sous quelque forme qu'on le mange, il ne suffit pas à réveiller l'estomac de son atonie, et est d'une digestion lente et pénible et souvent suivie d'accidents divers. Le pain de froment est, à tous égards, bien préférable. La présence du gluten communique à la pâte une extensibilité telle qu'elle se soulève sans se rompre, par le dégagement des gaz que la fermentation y a développés, et qu'elle se divise en un nombre infini de petites cellules. Des traces d'alcool, d'acide acétique, d'acide carbonique se trouvent ainsi renfermées, au moment où la cuisson, en arrêtant la fermentation, met dans la croûte un obstacle à leur sortie. Le pain est donc plus stimulant que le maïs, sollicite par cela même avec plus d'énergie, l'action de l'estomac, et est plus facilement digéré. Il devra, par conséquent, faire la base de l'alimentation dans les contrées humides.

On mêle la pâte de froment avec des œufs, du sucre et du lait, en proportions diverses. Toutes ces préparations sont mauvaises, soit parce qu'elles ne sont pas aussi bien levées que le pain ordinaire, soit par la présence même de ces diverses substances.

Ceux qui, dans les pays chauds et humides, font un usage habituel du pain de froment, n'éprouvent jamais ces renvois fréquents que l'on remarque après l'ingestion des préparations diverses du maïs.

La viande.

Il est à regretter dans les contrées tropicales, que la chair des animaux ne soit pas en toutes saisons grasse et succulente. On sait que le bétail, vivant tour à tour dans l'abondance et dans la privation, se présente alternativement vigoureux et gras, maigre et épuisé : d'une digestion facile, prompte et réparatrice, dans le premier cas; lente, pénible et de peu de profit, dans le second. On est obligé de subir ces alternatives, dans ce qu'elles ont de fâcheux, car rien ne peut y remédier. Il faut seulement s'efforcer de se procurer la chair des animaux coupés, adultes, dans le meilleur état de santé, et tués dans la matinée du jour où on les consomme.

Le rôtissage conserve à la viande tous ses sucs nutritifs et stimulants, et doit par cela même être préféré à toute autre préparation, comme la cuisson prolongée dans l'eau qui dissout toutes les parties solubles et ne présente plus qu'un résidu fibrineux, coriace et indigeste. Il faut que la viande soit rôtie à son point : exposée trop longtemps au feu, elle perd tous ses sucs, et devient semblable, par les propriétés, à la viande bouillie.

Ainsi préparée, la viande du bœuf ou du mouton tués dans les conditions que nous avons énoncées, est un aliment très-sain, indispensable à l'entretien de la santé dans les pays chauds et humides. Sapide, elle invite à manger ; stimulante, elle réveille l'action de l'estomac et est facilement digérée ; nutritive, elle fournit à l'économie les matériaux nécessaires à l'entretien des fonctions.

On a prétendu que le régime animal prédisposait aux affections putrides et bilieuses. Ceci n'est exact que pour les pays chauds et secs ; dans les pays humides, je n'ai jamais observé d'accidents résultant de son usage. L'épreuve en est bien facile à faire. Examinez les Européens acclimatés : continuant de vivre à la mode de leur pays natal, c'est-à-dire, mangeant de la viande, deux fois par jour, vous les verrez résister bien plus longtemps que les indigènes aux influences délétères, et succomber en nombre bien moindre que ces derniers, ne vivant que de légumes, de fruits, de laitage, etc. Changez les conditions du climat, et examinez ces mêmes hommes, dans un pays chaud et sec, et vous verrez le contraire du cas précédent, les Européens carnivores succombant beaucoup plus tôt que les indigènes frugaux.

Les légumes.

Nous avons exposé les inconvénients qui résultent de l'ingestion des graines des légumineuses. La pellicule qui leur sert d'enveloppe, n'est pas digérée, et la substance féculente ne stimule pas suffisamment l'estomac. Il faut donc prendre garde d'en manger trop fréquemment, car il en résulte quelques indispositions. D'une seule manière, ces graines sont favorables, c'est lorsqu'elles sont condimentées avec une petite quantité de piment. A la faveur de la stimulation qu'il détermine elles sont rapidement digérées, et leurs particules nutritives si abondantes, sont mises à profit. Il est bon de toujours les dépouiller de leur enveloppe.

Le riz mérite une distinction particulière parmi les substances féculentes. Léger et peu cohérent, il serait très-facilement digéré par l'estomac, s'il le stimulait suffisamment. Mangé seul et formant la base de l'alimentation, il est tout à fait impropre à la nutrition dans les pays chauds et humides; mais consommé en même temps que d'autres substances stimulantes, il est d'une grande utilité. Il ne doit donc entrer dans les repas, que comme accessoire.

Les plantes potagères les plus usitées, telles que les navets, les carottes, les aubergines, etc., peuvent être mangées sans inconvénient, pourvu qu'elles soient bien cuites, en petite quantité, et que leur ingestion soit précédée de celle de la viande. Il est de même de la pomme de terre. Les légumes fibreux et coriaces, comme les choux et les raves, etc., ceux que l'on mange crus, comme les espèces diverses de salade, doivent être proscrits, parce que leur digestion est longue, et que d'ailleurs ils ne sont d'aucun profit pour la nutrition.

L'usage modéré des légumes est favorable dans les pays chauds et humides, pourvu qu'il ne soit pas exclusif. Ils concourent à modifier la composition du sang, par l'absorption des particules salines, acides, sucrées, gommeuses, qu'ils contiennent en petites proportions. Mais, comme je viens de le dire, il faut que leur quantité soit très-limitée; car, riches en résidus excrémentitiels, ils fatiguent les intestins par le passage continuel des matières. Il faut aussi qu'ils ne soient ingérés qu'après la viande, afin que leur digestion se fasse plus prompte et plus complète. Consommés seuls, ils ne stimulent pas suffisamment la muqueuse gastrique, et leur digestion est longue et pénible.

Malheureusement pour les habitants des pays chauds et humides, les légumes sont extrêmement rares : l'ardeur du soleil s'oppose à leur développement, et ce n'est guère que dans la saison fraîche que l'on peut s'en procurer ; on en mange donc deux ou trois mois au plus, par an ; le reste du temps, il faut se contenter de légumes secs.

La graisse.

Substance indispensable à la préparation des aliments, la graisse ne doit être employée qu'aux doses les plus strictement nécessaires. On sait qu'elle est difficilement modifiée par les sucs gastriques. Lorsqu'elle est légèrement roussie, elle est plus stimulante et se digère plus promptement.

Condiments.

Le condiment par excellence, dans les pays chauds et humides, est le piment. Stimulant local, énergique de la muqueuse gastrique, il réveille l'appétit, active les sécrétions salivaires et stomacales, et contribue puissamment à la complète élaboration des aliments dans l'estomac ; à la faveur de son action, tout passe promptement, les substances les plus indigestes comme les plus digestibles.

L'absorption de ses principes et leur mélange avec le sang communiquent à celui-ci des propriétés stimulantes qui activent toutes les fonctions et donnent à l'économie une vigueur et une tonicité bien propres à l'élimination des miasmes.

Les indigènes en font un usage habituel : ils en consomment des quantités considérables ; si des accidents se produisent, il faut les attribuer à l'abus énorme et non à l'usage. C'est alors que se développent ces états nerveux de l'estomac, inflammatoires dans quelques cas rares ; l'appétit se supprime et l'organisme, succombant à la surexcitation à laquelle il a été soumis, tombe dans un état de prostration d'où il ne sort que par des doses nouvelles et plus fortes du condiment.

Il n'en est pas ainsi de l'usage modéré ; et rien, je le répète, ne contribue davantage au maintien de la santé que le piment. Il n'est pas nécessaire d'en assaisonner chaque jour ses aliments, il suffit d'en manger une fois ou deux par semaine : l'effet qu'il détermine sur les estomacs, dont la sensibilité n'a pas été émoussée par un usage réitéré, dure assez longtemps pour qu'il ne soit pas nécessaire de le renouveler plus tôt.

Boissons. — Eau.

On ne doit faire usage de l'eau pure qu'en petite quantité : nous avons vu qu'alors elle ne sert qu'à lubrifier les muqueuses, buccale et pharyngienne, à délayer les aliments et à faciliter ainsi leur digestion. Prise en abondance, elle détermine l'atonie de l'estomac, retarde la digestion et empêche l'appétit de se développer ; absorbée, elle ajoute aux propriétés abexcitantes du sang, dont elle augmente la portion séreuse ; il en résulte une inertie générale plus grande.

Dans le temps de la chaleur humide la plus forte, alors que la soif est très-développée, l'eau est impuissante à la calmer, car plus on en boit et plus la soif est vive. Ce fait est important à noter et devrait être toujours présent à l'esprit de ceux qui habitent ces contrées.

Le vin.

Il est important que la stimulation locale et générale ne soit pas trop forte ; à cet égard, les vins capiteux de Madère, de Xérès, etc., ne doivent être employés dans les pays chauds qu'à très-petites doses.

Le vin par excellence est le vin de Bordeaux; on peut, sans inconvénient, le boire pur dans les repas : son action tonique et légèrement stimulante assure une bonne digestion. Je n'ai jamais vu que l'usage habituel de ce liquide ait entraîné dans les contrées humides aucun résultat fâcheux. Il est facile, à première vue, de reconnaître, dans l'aspect général d'une population, les personnes qui boivent du vin, et celles qui ne boivent que de l'eau. La différence est tout à l'avantage des premières, vigoureuses et bien portantes; tandis que les autres sont pâles, affaiblies, et ont toujours l'estomac gonflé.

On ne peut fixer la dose de chaque jour. J'ai déjà signalé la tolérance remarquable de l'estomac et du système nerveux à l'égard du vin dans les pays de côtes, contrairement à ce qui s'observe dans les pays secs, où la plus petite quantité suffit souvent à produire une irritation générale et un commencement d'ébriété. Je crois donc qu'il suffit de dire qu'il ne faut en faire qu'un usage modéré, abondant même relativement à d'autres climats, mais jamais habituellement excessif, et surtout, chose importante, qu'on ne doit le boire pur que lorsque l'estomac est plein. En consommer abondamment à jeun, ce serait produire une stimulation sans objet, et qui, trop fréquemment répétée, finirait par émousser la sensibilité de la muqueuse gastrique : d'où l'inappétence, si complète et si fréquente chez les ivrognes, et entraînant les mêmes conséquences fâcheuses que celles produites par l'atonie de l'estomac.

Les reproches que l'on a accumulés sur le vin ne doivent s'appliquer qu'à son usage dans les pays secs, ou aux sophistications nombreuses qu'on lui fait subir, qui dénaturent ses propriétés et le rendent alors nuisible à la santé.

Le mélange d'eau et de vin de Bordeaux, à parties égales, est une des boissons les plus salutaires dont on puisse faire usage, et les plus propres à calmer la soif. (Nous reviendrons sur ce dernier point.)

Liqueurs.

La concentration de l'alcool donne lieu à une action physique de constriction sur les tissus, qui, trop répétée, amène le racornissement et l'épaississement des membranes : il faut donc être réservé sur l'emploi des liquides alcooliques. Les personnes qui en prennent journellement après leur repas ont tort; car l'indication n'est pas de stimuler à outrance, mais d'entretenir et de soutenir l'action de l'estomac.

Nous conseillons donc de n'avoir recours, qu'à des intervalles assez éloignés, à l'ingestion d'une très-petite quantité de ces liqueurs : ainsi ménagées, elles produisent sur l'estomac une secousse favorable à l'accomplissement de ses fonctions. Il est bien entendu qu'on ne doit les prendre qu'à la fin du repas.

Le café.

Stimulant local et diffusible, l'infusion forte de café est une des boissons les plus utiles à l'homme habitant les pays chauds et marécageux. Ses avantages sont multipliés : pris après le repas, il facilite la digestion et s'oppose à la constipation, car les sécrétions intestinale et biliaire qu'il augmente souvent, délayent les matières excrémentitielles; absorbé et mêlé au sang, son action particulière sur le cerveau et les nerfs le rend éminemment propre à secouer l'apathie intellectuelle dérivant de l'action continue de la chaleur ; et la stimulation qu'il exerce sur tous les tissus et toutes les fonctions en fait un agent éliminatoire bien précieux dans les pays infectés de miasmes.

Ces effets salutaires diminuent par l'usage journalier du café. Quelques personnes en prennent plusieurs fois le jour, et de jour en jour davantage ; c'est une très-mauvaise pratique. L'organisme est ainsi fait, que les choses qui lui sont le plus favorables ne doivent lui être administrées que par intermittences. L'habitude n'a jamais d'autre effet que d'augmenter les besoins, en même temps que la difficulté de les satisfaire. Désireux de renouveler ses sensations agréables, l'homme les sollicite sans cesse ; elles s'éloignent de plus en plus, et lui font défaut quand le besoin s'en fait sentir.

Gardez-vous donc bien de gaspiller inconsidérément toutes ces ressources si précieuses dans ces contrées malsaines ; n'en faites qu'un usage modéré et de temps à autre. Lorsque la digestion est laborieuse, que vous vous sentez accablé au moral, ainsi qu'au physique, enclin à la mélancolie, buvez du café, et tout se dissipera par enchantement ; mais cet heureux effet une fois produit, ne reprenez plus de cette liqueur que lorsque, quelque temps après, les mêmes phénomènes locaux et généraux se représenteront.

Ce précepte n'est pas applicable à l'infusion très-légère de café, ou eau de café ; on peut, sans crainte de voir diminuer ses bons effets, faire un usage journalier de cette boisson. Elle remplace avec avantage l'eau pure pour calmer la soif, stimule faiblement l'estomac, et, par conséquent, ne détermine jamais le relâchement atonique, qu'amène l'usage abondant de l'eau.

On peut prendre journellement le café, en le mêlant avec une petite quantité de lait, qui mitige et change même ses propriétés, de telle sorte que le danger, que l'organisme perde, en s'y habituant, le bénéfice de son influence favorable, n'existe plus. Ce mélange si connu est très-utile, pourvu que le lait ne soit pas en proportion trop forte, et peut être pris, le matin par exemple, comme premier déjeuner.

Le thé.

L'infusion des feuilles du thé est très-avantageuse à la santé : c'est, comme le café, un stimulant local et général, mais sans action sur le cerveau; quelques personnes, cependant, en ressentent une agitation plus grande que par le café. Il ne faut pas le prendre en trop grande quantité, car il agit alors à la manière des boissons aqueuses, et amène l'atonie de l'estomac. Il calme la soif d'une manière complète. L'action légèrement stimulante qu'il exerce sur la muqueuse gastrique, soit par sa composition, soit par sa température élevée, le rend très-propre à constituer, avec quelques bouchées de pain rôti, le premier repas de la journée.

Ne serait-ce que par l'ébullition que l'on fait subir à l'eau, qui la dépouille des gaz qui peuvent l'altérer, ou fait précipiter les sels qui s'y trouvent parfois en excès, l'infusion du thé, prise comme boisson habituelle, est très-utile.

Tels doivent être les éléments principaux de l'alimentation, dans les pays chauds et humides : tour à tour ou à la fois stimulants et nutritifs, ils sont bien propres à remplir les conditions imposées par la modification organique que l'organisme a subie sous l'influence du climat.

Voyons, maintenant, de quelle manière ils doivent être distribués; en d'autres termes, consacrons quelques lignes aux préceptes à établir sur les repas.

Repas.

Dans les premiers moments qui suivent le réveil, le matin, l'économie est encore sous l'influence de l'engourdissement qui suit le repos prolongé ; quelques instants d'exercice sont nécessaires pour rétablir l'activité ralentie de toutes les fonctions. L'estomac, comme le cerveau, comme les muscles, pa-ticipe à cet état de torpeur; l'appétit est nul d'abord, et ne se déclare qu'au bout d'un temps plus ou moins long. L'indication générale est donc de laisser passer quelques instants avant de prendre des aliments. Dans la plupart des pays tempérés, le premier repas ne se fait, avec raison, qu'une heure ou deux après le réveil ; mais, dans les pays chauds et marécageux, il est nécessaire de devancer ce temps et de prendre quelque aliment léger avant de se livrer à ses occupations : car nous avons vu que rien ne prédisposait plus à l'absorption miasmatique que la vacuité absolue de l'estomac et surtout le besoin de réparation organique. Il faut donc se hâter de prendre une nourriture, légère et appropriée à l'état momentané de langueur dans lequel cet organe se trouve, et stimulante, afin de le réveiller d'une manière plus complète et plus prompte.

Les boissons aromatiques chaudes, telles que le café léger ou au lait, le thé, l'infusion de camomille, accompagnées d'une croûte de pain rôti, remplissent parfaitement ce but. Ce premier repas pris à six ou sept heures du matin, un intervalle de trois heures est nécessaire pour le second déjeuner, lequel doit être composé d'une tranche de viande rôtie et de quelques légumes cuits ; la boisson se composera de quelques gorgées de vin pur, ou trempé d'eau si la soif est trop impérieuse.

Le dîner, qui se fera quatre ou cinq heures après, sera composé de la même façon.

Enfin, avant de se mettre au lit, il sera bon de prendre, comme le matin, une tasse de thé ou de toute autre infusion aromatique.

Le régime ainsi composé est bien simple, et ne conviendra pas, par cela même, à un grand nombre de personnes : il est pourtant le seul d'où ne résulte, pour la santé, aucune espèce d'inconvénients. On peut cependant y faire quelques changements : rien de plus sain, par exemple, que la volaille rôtie ou que le gibier.

Les repas sont à des distances assez éloignées pour que la digestion du premier soit finie avant l'heure du second, et ainsi de suite. La réfection légère que l'on prend quelques instants avant de se mettre au lit, a pour but d'assurer le sommeil qui n'est jamais, dans ces contrées, bien complet et bien prolongé, lorsque l'estomac est absolument vide.

On remarquera que nous ne mentionnons point le chocolat, le laitage, les fruits, les sucreries, etc., toutes choses qui ont sur l'estomac une influence fâcheuse, qui d'ailleurs a été signalée plus haut. Les personnes qui veulent terminer leur repas par un dessert le feront à leurs risques et périls, car il n'y a rien que l'on puisse prendre sans inconvénients.

Au reste, il ne s'agit pas ici de satisfaire la sensualité, et l'on voit assez que ce régime n'a d'autre but que de servir de correctif aux influences fâcheuses du climat.

Lorsqu'on se sentira fatigué, affaissé, sans appétit ou avec une digestion lente, on devra prendre une tasse de café. On peut même, sans crainte de s'habituer à son action, de manière à en diminuer l'efficacité, en prendre deux ou trois fois par semaine. Les liquides alcooliques seront pris dans les mêmes circonstances, mais à très-petites doses.

On doit se garder de prendre aucune espèce d'aliments dans l'intervalle des repas, comme fruits, gâteaux, etc., qui composent d'ordinaire les collations. Il ne faut point imposer à l'estomac une tâche nouvelle qui empêcherait son action complète sur les aliments qu'il contient déjà, et finirait, si elle était trop répétée, par déterminer l'inertie du sphincter pylorique, d'où résulteraient les accidents que nous avons signalés.

Des moyens de calmer la soif.

La nécessité de réparer les pertes aqueuses du sang, causées par les sécrétions et les exhalations, (ces dernières si abondantes dans les pays chauds), détermine la soif, c'est-à-dire l'appétence des boissons aqueuses, qui n'est autre, dans ce cas, que l'expression d'un besoin organique. Si ce besoin n'est point satisfait, des accidents très-graves se déclarent, que l'on ne peut calmer que par l'ingestion de quelques gorgées d'eau ou par une saignée abondante. Le sang est alors visqueux et épaissi.

L'eau qui a servi de boisson ne tempère les accidents que par sa prompte absorption, et son mélange avec le sang dont elle modifie la composition actuelle dans ce qu'elle a de nuisible. C'est là le point important, qui, du reste, est prouvé directement, par le soulagement de la soif que l'on retire de l'immersion du corps dans l'eau, qui pénètre alors par l'absorption cutanée, ou bien par l'injection dans les veines d'une certaine quantité d'eau, qui a calmé la soif vive des animaux dans les expériences instituées par Bichat et M. Orfila.

Toutes les fois donc que l'on se trouve en marche dans un temps sec, par un soleil ardent qui échauffe la peau et excite la transpiration, par un vent sec et violent qui favorise la vaporisation, la soif vive qui se déclare réclame la prompte ingestion d'une grande quantité de boissons aqueuses, et ne sera satisfaite qu'à cette condition.

Telle est la soif, considérée comme expression d'un besoin organique, général. Voyons maintenant si ce besoin existe à un aussi haut degré, dans les pays chauds et humides.

Nous avons vu que les produits de l'exhalation cutanée restent déposés à la surface de la peau, car l'air saturé d'humidité ne les enlève que lentement. La déperdition de liquide, bien que la peau soit sous l'influence continue d'une stimulation extrême, est donc bien moins grande que dans les pays secs, et le sang devient trop aqueux. La théorie seule n'amène pas à la connaissance de ce fait, qui résulte aussi de la rareté des affections franchement inflammatoires, de la fréquence des affections œdémateuses, et de la liquidité du sang des saignées, dans lesquelles on n'observe jamais de couenne.

Le besoin de réparer ses pertes aqueuses, n'existe donc plus pour le sang dont la composition suffit à abreuver l'économie.

La soif existe, cependant, très-vive dans ces contrées humides; mais elle n'est plus que l'expression de l'état de sécheresse que présentent les membranes muqueuses buccale et pharyngienne, dont les sécrétions sont taries, en vertu de cette loi physiologique: que les fonctions énergiques générales des muqueuses et de la peau sont toujours en raison inverse l'une de l'autre : quand l'une est forte, l'autre devient faible, *et vice versâ*. Dans ces contrées donc, la stimulation extrême de la peau est toujours un obstacle à la production suffisante des liquides sécrétés par les muqueuses; d'où leur sécheresse et le besoin de les lubrifier par un liquide, besoin dont la soif est encore l'expression.

Il y a deux manières d'arriver à ce résultat : le

contact d'un liquide inerte, de l'eau, par exemple, les humecte physiquement par sa qualité de fluide. Ce moyen est insuffisant, car, quelques instants après, la sécheresse des muqueuses apparaît de nouveau, et la soif de se faire sentir.

L'autre manière consiste à faire contribuer les muqueuses à dissiper cette sécheresse en stimulant leurs sécrétions, qui, répandues à leur surface, font disparaître la sensation de la soif; c'est à quoi l'on parvient par des boissons légèrement stimulantes, soit par l'élévation de leur température, soit par leur propre composition. Il n'est personne qui n'ait constaté qu'en certaines circonstances une tasse de thé, ou d'eau sucrée même très-chaude, ou une gorgée d'eau-de-vie, ont été plus calmantes de la soif que trois ou quatre verres d'eau fraîche ou de limonade. A propos des boissons chaudes, on pourrait craindre leur effet débilitant sur l'estomac : cela arriverait, en effet, si l'on en buvait de grandes quantités; mais, pour satisfaire la soif, il suffit de quelques gorgées.

Il n'y a pas de moyen plus sûr pour calmer la soif, dans les pays chauds et humides, que l'emploi des boissons légèrement stimulantes prises en petite quantité; leur bon effet est presque instantané, et l'estomac n'est pas chargé d'une quantité considérable de liquide émollient qui augmente son atonie.

La soif dépend encore, dans ces contrées, d'une circonstance autre que la sécheresse des muqueuses : l'état d'atonie de l'estomac en est la cause incessante : c'est la soif de l'embarras gastrique. Plus la quantité d'eau que l'on boit est grande, plus la faiblesse augmente, et plus le désir des liquides est prononcé.

La composition du sang peut bien aussi entrer pour quelque part dans la production d'une soif factice, ainsi qu'on l'observe chez les hydropiques et chez les personnes affectées de chlorose, dont le sang, comme celui de l'habitant des pays humides, est trop abondant en particules aqueuses.

La preuve s'en trouverait dans ce fait, que les bains froids ou tièdes, dans ces régions, déterminent une soif très-vive. Or, dans les pays secs, ces bains sont calmants de la soif ; s'ils l'augmentent dans les pays humides, cela ne peut tenir qu'à l'excès d'eau que l'absorption cutanée a déposé dans le sang ; circonstance nouvelle qui s'ajoute à l'atonie de l'estomac dans le cas de l'ingestion abondante de liquides émollients, versés par l'absorption gastro-intestinale dans la circulation.

Voilà donc bien des raisons pour être convaincu que la soif, dans ces contrées, ne doit jamais être satisfaite par de grandes quantités de liquides, mais bien par les boissons stimulantes prises à doses fractionnées.

Vêtements.

Nous ne pouvons que répéter ici ce que nous avons dit plus haut à l'article Vêtements. Nous avons, en effet, expliqué pourquoi l'usage des tissus de lin, en contact immédiat avec le corps, devait être proscrit dans les pays chauds. Les tissus de laine doivent être employés dans la saison des variations de la température, alors que les nuits très-fraîches succèdent aux jours brûlants, ou que l'on est exposé à l'action des vents froids dominants. Ce sont les meilleurs garants de l'égalité dans la température du corps.

Mais, dans la saison chaude, il faut une grande somme de résignation, pour endurer ces vêtements. Bien peu de personnes sont capables de supporter la dose énorme de chaleur qui en résulte, et à cet égard même, ils deviennent non-seulement inutiles, mais nuisibles, par le concours qu'ils apportent à l'élévation de la température du climat, qui déjà suffit seule à accabler l'organisme.

Les meilleurs vêtements, à cette époque de l'année, sont ceux de coton; moins chauds que la laine, ils ne se collent pas sur la peau lorsqu'ils sont mouillés par la sueur, et n'exposent pas, aux refroidissements, comme ceux de toile.

Il importe seulement de choisir les vêtements en contact avec la peau; ceux de dessus peuvent être indifféremment de telle ou telle étoffe. Il faut avoir soin de les porter toujours en quantité proportionnée à la température : minces et légers quand elle est élevée; épais, quand elle est fraîche. Il importe surtout de tenir l'abdomen bien chaud.

Les vêtements, quels qu'ils soient, doivent être soumis à des lavages fréquents. Les produits divers de la transpiration dont ils sont imprégnés, les rendent bientôt d'une odeur désagréable, et même ils peuvent devenir nuisibles par la présence de particules miasmatiques qui s'y développent ou qu'ils retiennent dans les interstices de leur tissu. (*Voyez* article vêtements, page 285.)

Literies.

Les lits de bois sont du plus mauvais usage. Les

insectes divers qui pullulent sous les tropiques, ne tardent pas à les infester. Les lits de fer, de laiton, sont donc bien préférables. Ils exigent néanmoins des soins assidus, et des inspections minutieuses, fréquentes; car, à la longue, les punaises finissent par s'y établir et s'en accommoder aussi bien que des lits de bois.

Nous avons déjà signalé les inconvénients des matelas de laine, dans la saison chaude. On ne doit s'en servir que dans le temps des nuits fraîches.

Un morceau de toile à voile cloué sur un cadre et recouvert d'un drap, est le meilleur coucher, à l'époque la plus chaude de l'année, alors que la température des nuits est égale, à peu de chose près, à celle du jour.

Les couvertures de laine doivent être en usage dans le même temps que les matelas.

Un simple drap de toile ou de coton suffit pour recouvrir le corps dans le temps de la chaleur extrême. Les oreillers de plume sont insupportables; de balles d'avoine, ou de feuilles sèches de maïs, ou tout au plus de laine, ils sont bien préférables.

Les moustiquaires doivent être, avons-nous dit, d'un tissu léger, à mailles écartées, juste assez serrées pour ne point livrer passage aux moustiques. La condition importante est que l'air y circule facilement, et qu'ainsi les émanations corporelles de la personne couchée trouvent une issue prompte au dehors.

Ne placez jamais le lit dans les encoignures, ou même contre un mur. Les insectes venimeux y ont un abord facile, et de plus la ventilation n'est pas complète. Il faut qu'il soit isolé de tout contact.

Tout ce qui compose la literie doit être soumis fréquemment au lavage ou à l'aération. La laine des matelas doit être cardée au moins deux ou trois fois l'an, les oreillers renouvelés, les draps lessivés après quelques jours d'usage, etc. La charpente du lit doit être nettoyée et fourbie avec soin, si elle est de métal.

Soins de propreté.

Siége d'une transpiration copieuse et permanente, la peau se couvre d'un enduit huileux, qui met obstacle à la sortie ultérieure de la sueur, et amène l'apparition de vésicules, dont nous avons parlé sous le nom d'échauboulures.

Il est donc nécessaire de recourir à l'emploi des

moyens propres à la nettoyer; ils sont de deux sortes : les ablutions et les bains.

Pris à des intervalles assez éloignés, de quatre ou cinq jours, par exemple, dans la saison chaude, les bains ne produisent que de bons effets; l'irritation générale de la peau ne tarde point à diminuer. On peut les prendre d'eau froide, c'est-à-dire, à la température de l'air.

Il n'est pas sans importance de signaler l'heure à laquelle on doit les prendre. C'est le matin ou de quatre à six heures du soir, lorsqu'on les prend dans l'eau de rivière, et à toutes les heures de la journée, lorsqu'on les prend dans une baignoire.

Un grand nombre de personnes prennent le soir, avant de se coucher, un bain froid d'une ou deux heures, afin de faire leur provision de fraîcheur pour toute la nuit. C'est une pratique mauvaise, en ce sens que la transpiration cutanée suspendue ne se rétablit, la nuit, qu'avec difficulté. Aussi, se trouve-on le matin tout fatigué et courbaturé. J'ai vu cependant quelques personnes n'en retirer que de bons offices; mais cela était dû chez elles, à leur puissance de réaction, qui suffisait bientôt à rappeler la sueur.

Est-il besoin de rappeler qu'on ne doit pas se

mettre au bain, après les repas, ou lorsque la transpiration est abondante ?

Il faut bien s'assurer de l'état des eaux courantes avant de s'y baigner. Il est dangereux de s'y plonger le lendemain des pluies et des orages violents : elles sont alors limoneuses et chargées de détritus de toutes sortes que les pluies ont charriés.

Les ablutions sont préférables, dans les contrées humides, aux bains, parce qu'elles procurent les mêmes bénéfices, de purifier et de rafraîchir la peau, et n'exposent point aux mêmes inconvénients ; on peut y recourir tous les jours. De la sorte, la peau est maintenue dans un état continuel de propreté parfaite, de nature à assurer ses fonctions, et la réaction légère qui se produit par le contact momentané d'une substance liquide, d'une température toujours moins élevée que celle du corps, contribue à la tonifier.

Sommeil.

C'est la nuit, et non les heures chaudes du jour que l'on doit consacrer au repos. Sept ou huit heures de sommeil sont bien suffisantes à la réparation des forces de la vie animale. Le sommeil prolongé rend, dit-on, le sang lourd ; cette expression figurée est très-exacte, car l'engourdissement, la torpeur momentanée, et par la suite la débilité des organes de la vie de relation, en sont toujours la conséquence. Assez de causes se réunissent pour énerver l'habitant des pays chauds et humides, il ne faut pas qu'il y ajoute par des habitudes d'indolence ; qu'il se roidisse donc contre leur action, c'est le moyen d'en atténuer les effets.

Continence.

Les causes énervantes auxquelles nous venons de faire allusion, nous amènent naturellement à préconiser la modération extrême dans les plaisirs vénériens. L'appétence de cet acte, développée par sa répétition dans les pays chauds, ne constitue pas, comme beaucoup de personnes le croient, un besoin réel ; de même que la soif, toujours prononcée après l'ingestion des boissons émollientes, n'implique pas la nécessité d'ajouter au sang une nouvelle quantité de particules aqueuses.

Nous l'avons déjà dit, l'existence de l'homme, dans les pays chauds et humides, ne doit être qu'une lutte prolongée contre ses instincts et ses désirs, qui l'invitent toujours à l'accomplissement d'actes malfaisants. Dans cette circonstance donc, plus encore que dans toute autre, il doit être sur ses gardes, en se rappelant, que rien ne contribue davantage à l'affaissement des forces que l'exercice fréquent des fonctions génitales. (*Voyez* page 217.)

Moyens d'éviter les effets des variations brusques de la température.

Nous nous sommes étendu, pages 268 et suivantes, sur les circonstances diverses qui président aux refroidissements, et sur leurs conséquences fâcheuses pour la santé : il suffit donc de les avoir signalées pour que chacun soit bien pénétré de la nécessité de les éviter.

Mais cela n'est pas toujours possible, lorsqu'il s'agit de causes météorologiques. Par exemple, des personnes s'absentent pour plusieurs heures de leur domicile, sur la foi d'un temps chaud et calme, vêtues, par conséquent, à la légère, et sont surprises inopinément par des bourrasques d'un vent impétueux et frais qui produit chez elles un refroidissement dont elles ne peuvent se défendre. C'est dans cette circonstance que des vêtements de laine seraient nécessaires; mais il est vraiment pénible de s'imposer un supplice constant, en vue du bénéfice passager d'éviter une suppression de transpiration. Le meilleur moyen consisterait donc à être toujours muni d'un vêtement d'étoffe légère, ample et flottant, de peu de volume quand il est plié, que l'on peut facilement porter sur le bras ou l'épaule quand on n'en a pas besoin, et qui, déployé, enveloppe le corps et lui fait une atmosphère calme et d'une température égale; en un mot, un vêtement qui remplisse les mêmes offices que la cape des Espagnols, le jorongo ou les mangas usités au Mexique, et le poncho des Péruviens.

Lorsque le corps a été soumis au contact de l'eau froide, comme cela arrive si souvent pendant les pluies subites de l'hivernage, ou par une autre cause quelle qu'elle soit, le meilleur préservatif contre les effets du refroidissement, est de se frictionner énergiquement la peau avec de l'eau-de-vie chaude. Il va sans dire qu'on doit se hâter de remplacer les vêtements humides par des vêtements secs.

Les frictions avec l'eau de mer sont aussi très-salutaires; et à ce sujet, il est bon de faire remarquer, que rien n'est plus rare chez les marins que les maladies par répercussion de la sueur, pendant tout le temps de la navigation. Ils sont cependant exposés, continuellement et sans abri, à toutes les intempéries de l'air. Lorsque leur chemise de laine est trempée par l'eau de pluie, et qu'ils ne peuvent en changer, ils se bornent à la tremper dans l'eau salée, la tordent, et la remettent aussitôt, encore toute humide. Ils ne ressentent plus le froid glacial de l'eau de pluie, et conservent leur chaleur naturelle aussi bien que si la chemise était sèche.

On peut donc mettre à profit cette circonstance, lorsque, mouillé par l'eau douce, on se trouvera dans le voisinage de la mer.

Des moyens de conjurer l'absorption des miasmes.

Les différentes règles de régime et de conduite que nous venons d'énoncer, ont autant pour but de s'opposer à l'infection miasmatique, que de produire les effets directs et spéciaux pour lesquels nous les avons proposées.

Nous avons signalé les causes secondaires qui président immédiatement à l'absorption de ces agents délétères : on ne saurait donc apporter trop de soin à les fuir.

Mais cela n'est pas toujours loisible : lors donc qu'il y a nécessité absolue de subir leur action, il faut recourir à l'emploi des moyens suivants.

Feux et fumigations.

L'élévation de la température que le bois en combustion communique à l'air, détermine des courants très-marqués, qui ont pour effet de renouveler l'air de l'intérieur des maisons, et même l'air extérieur, dans les moments de calme. Cette vibration assure la dissémination des miasmes et contribue, quoique dans une faible proportion, au maintien de la santé. Les nations anciennes en ont fait un grand usage, auquel, du reste, elles attribuaient une part trop grande dans la purification de l'air.

La fumée du bois paraît avoir une action plus prononcée sur la composition des miasmes. Des cas nombreux tendraient à prouver qu'elle les neutralise d'une manière assez complète, pour que la santé n'en ait plus rien à souffrir. Lind la considère comme un des meilleurs préservatifs contre l'infection miasmatique, et cite à ce sujet un fait concluant. C'est celui de deux navires, naviguant de conserve, dont l'un avait la cuisine disposée de telle sorte, que la fumée se rabattait sur le pont, et envahissait le dortoir des matelots. Aucun d'eux ne mourut pendant la campagne qu'ils firent à la côte de Guinée ; tandis que l'autre navire, qui ne présentait pas cette circonstance, perdit une grande partie de son équipage.

Les cases des nègres sont toujours pleines de fumée; car ils conservent toujours du feu, quelle que soit l'élévation de la température. Bien qu'on ne doive pas attribuer cette coutume à des considérations hygiéniques de leur part, il n'en est pas moins constant qu'ils en retirent de nombreux avantages.

La fumée du bois n'eût-elle d'autre effet que de faire périr les moustiques, ce serait déjà un résultat très-favorable.

Les fumigations aromatiques n'ont aucune action sur la composition des miasmes qu'ils ne font que masquer. Cependant la stimulation générale, légère, qu'elles produisent contribue à favoriser dans une limite, faible sans doute, leur élimination.

Les vapeurs du chlore et des chlorures de soude ou de chaux, sont les seuls agents véritablement destructeurs des miasmes. On devrait donc les mettre en usage dans les pays infectés. Combinés avec une aération suffisante, ils contribueraient d'une manière puissante, à l'assainissement des lieux.

De l'usage du tabac.

Si la fumée du bois exerce une influence favorable à la purification de l'air, rien n'est mieux imaginé que d'en produire à volonté, et dans toutes les circonstances. Le tabac roulé en cigares ou fumé dans une pipe, est éminemment propre à remplir cet office, par la fumée qu'il dégage dans la combustion. Son usage, si répandu, est recommandé par les médecins hygiénistes, surtout et avec raison, pour les pays humides. Sa fumée n'agit pas seulement comme modificateur du miasme, mais encore comme excitant des sécrétions muqueuses et salivaires qui, abondantes, contribuent activement à l'élimination des molécules palustres.

On se rappelle ce que nous avons dit de la manière de fumer les cigarettes dans l'Amérique espagnole et des inconvénients qui en résultent. Cette circonstance à part, nous croyons que l'usage modéré du tabac fumé est d'un très-bon effet dans les pays chauds et humides ; et notre avis est que toutes les fois que l'on sera dans la nécessité de traverser un lieu marécageux et infect, on ne saurait mieux faire que de tenir, pendant tout le temps nécessaire, un cigare à la bouche.

Rappelons qu'il ne faut s'exposer à l'action des miasmes, que dans les meilleures circonstances organiques possibles : on aura donc soin de ne le faire qu'après un repas substantiel, etc.

Toutes les prescriptions, règles et précautions que nous venons d'indiquer, sont d'autant plus importantes à suivre, que la profession que l'on exerce expose davantage aux maladies ; nous en avons cité quelques-unes, nous n'y reviendrons pas. Nous nous bornerons à dire que les professions sédentaires sont celles où l'on est le moins exposé.

CHAPITRE II. — DU RÉGIME CONVENABLE AUX PAYS CHAUDS ET SECS.

Il n'y a d'important à considérer, dans les pays chauds et secs, que l'alimentation, les boissons et les bains.

Des préceptes, touchant d'autres points, que nous avons donnés pour les pays humides, les uns doivent être suivis : tels sont ceux relatifs à l'habitation, au nombre des repas, aux vêtements, aux soins de propreté, au couchage, au sommeil, à la continence et aux moyens d'éviter les effets des variations brusques de la température; les autres sont inutiles : ce sont ceux qui ont trait aux moyens d'obvier à l'absorption miasmatique, tels que les feux, les fumigations et l'usage du tabac.

Excitabilité très-développée de l'organisme en général et de la muqueuse gastrique en particulier, produite et entretenue par la composition du sang trop réduit par les pertes abondantes de ses particules aqueuses au moyen de la transpiration cutanée et pulmonaire, et qui, par ce fait, liquide concentré, et n'étant plus d'ailleurs dépouillé, par les sécrétions diminuées ou suspendues, des substances destinées à être éliminées, acquiert des propriétés stimulantes trop énergiques : tel est l'état que présente l'habitant des pays chauds et secs. C'est à l'hygiène surtout qu'il appartient d'y remédier, en ménageant la sensibilité de l'appareil gastro-intestinal, et en restituant au sang la somme de molécules aqueuses qui lui font défaut ; stimulant alors moins énergiquement les organes sécréteurs, ceux-ci entreront en action et se chargeront de l'épurer des particules étrangères qui altéraient sa composition.

Alimentation. — Aliments solides

Le maïs, dans les pays secs, ne présente plus à la digestion les mêmes inconvénients que dans les pays humides ; on peut donc en faire un usage constant qui sera toujours profitable, mais qui, pour cela, ne doit pas être exclusif du pain de froment, dont, grâces à la porosité et à la division des particules amidonneuses dépouillées de leurs utricules, la digestibilité est assurée à un degré plus grand que celle d'aucune autre céréale dans tous les pays.

Chair des animaux.

La volaille, les chairs du veau, de l'agneau, des poissons de rivière, peu stimulantes en général, sont les seules viandes que l'on puisse manger avec profit dans ces contrées : la nature de leur préparation importe peu ; le rôtissage, la cuisson dans l'eau, ou la friture, n'exaltent ni ne diminuent d'une manière bien sensible leurs propriétés.

Végétaux.

Répétons encore une fois que le régime végétal est le régime par excellence des pays secs : les végétaux doivent donc faire la base des repas ; mais parmi eux, il est un choix à faire. On peut les diviser en trois sortes : les végétaux féculents, les herbes et les racines mucilagineuses et les fruits.

Parmi les légumes féculents, la préférence doit être donnée au riz : très-facilement dissous par les sucs gastriques, sa digestion est toujours complète et très-prompte, et ne donne qu'une petite quantité de résidus excrémentiels : les préparations sous lesquelles on le mange sont très-nombreuses.

Les graines des légumineuses sont moins favorables que le riz, quoique encore fort utiles : leur principal inconvénient résulte de la pellicule qui leur sert d'enveloppe ; il est donc à propos de ne les manger qu'en purée ; elles sont ainsi beaucoup moins flatueuses.

La pomme de terre est extrêmement utile et saine ; moins promptement digérée que le riz, elle ne donne que peu de résidus, et ne produit pas de vents comme les légumineuses.

Les herbes et les racines mucilagineuses, ont des qualités à la fois bonnes et nuisibles. Elles sont favorables par la grande quantité de sucs aqueux dont elles sont imprégnées, et dont l'absorption fait son profit, mais elles donnent lieu à des résidus excrémentiels trop abondants qui fatiguent les intestins; il faut donc n'en manger que des quantités modérées, quoiqu'elles doivent entrer dans le menu de chacun des deux principaux repas.

Les fruits murs de toute sorte, particulièrement les fruits aqueux comme le melon et la pastèque, acidulés comme les oranges et la grenade, pulpeux comme la banane, sont très-utiles par leur action directe sur la muqueuse gastrique, dont ils tempèrent l'irritabilité.

Le lait.

Le lait est un aliment précieux pour l'habitant des pays chauds et secs. Rafraîchissant et nutritif, aucune substance ne peut lui être comparée. Il ne faut pas oublier que sa composition est sujette à des altérations, provenant de la mauvaise nourriture du bétail; on doit donc s'en abstenir à la fin de la sécheresse, et au commencement des pluies. Il cause alors la dyssenterie et la diarrhée, dont du reste, il est un des meilleurs remèdes lorsque sa composition est redevenue normale.

Il est bon de le faire bouillir; on peut le prendre chaud ou refroidi.

Les crêmes, les fromages récents, etc., peuvent être employés au même titre que le lait.

Les œufs.

Il ne faut point en consommer trop fréquemment, parce qu'ils concourent à produire la constipation.

Le chocolat.

On en consomme d'énormes quantités dans toutes les parties de l'Amérique Espagnole, et ce n'est que dans les contrées sèches de ce continent qu'on devrait en conserver l'usage. Il constitue le premier déjeuner. Beaucoup de personnes en prennent une tasse toutes les deux ou trois heures; à cette dose répétée il est loin d'être favorable, car, quoiqu'il satisfasse l'appétit, il est évident qu'il ne peut tenir lieu de toute autre espèce d'aliment; il tient donc une place qui serait occupée avec beaucoup plus de profit par des substances alimentaires d'une autre nature.

En le prenant une fois le matin et une fois le soir en guise de souper, il n'y a que de bons effets à en attendre. Il serait encore plus favorable si l'on n'avait l'habitude de le condimenter avec la cannelle, dont les propriétés stimulantes sont, comme on sait, très-énergiques.

Boissons.

C'est dans les pays chauds et secs que la soif apparaît comme expression du besoin réel de réfection aqueuse, pour restituer au sang les pertes que l'exhalation lui a fait subir. Tant que ce besoin n'est point complétement satisfait, la soif persiste.

L'ingestion abondante des boissons rafraîchissantes amène un sentiment de bien-être et de fraîcheur internes, qu'on n'éprouve jamais à un aussi haut degré que dans les pays chauds et secs. Comparez ce résultat avec celui qui s'observe dans les pays humides, dans la même circonstance, et vous vous convaincrez que pour que des phénomènes si dissemblables se manifestent, il faut qu'il y ait une grande différence dans les modifications de l'organisme.

L'eau est donc la boisson par excellence des contrées sèches, on peut en boire de grandes quantités sans craindre qu'elle puisse nuire autrement que, par sa température, auquel cas nous avons consacré plus haut quelques considérations.

Les boissons mucilagineuses de graines de lin, de psyllium, de graines de melon etc., les boissons acides peuvent être employées au même titre que l'eau; celle-ci, cependant doit être préférée pour les repas, parce que sa saveur insipide ne peut influer sur celle des mets qui les composent.

Bains.

Nous n'avons recommandé l'usage des bains dans les pays humides que comme contribuant à l'entretien de la peau, qu'ils nettoient et qu'ils délivrent des éruptions légères dont elle est le siége.

Dans les pays secs, les bains ne sont plns seulement appelés à remplir cet office, mais encore à contribuer, comme les boissons aqueuses, à fournir au sang, par l'absorption, les matériaux aqueux qu'il réclame avec tant d'énergie.

De même que les boissons, ils calment l'irritation générale et produisent une détente dans tout l'organisme souvent délicieuse, contrairement encore à l'effet qui en résulte dans les pays humides, où la chaleur et la soif en sont toujours augmentées.

J'ai vu des personnes prendre pendant très-longtemps jusqu'à deux bains par jour, et en retirer chaque fois un nouveau sentiment de bien-être.

Nous croyons donc que l'on peut s'y plonger aussi souvent que l'on voudra, en prenant toutefois conseil de l'appétence instinctive qui fait souvent qu'on désire ou qu'on ne désire pas se baigner.

Nous voici au terme de la tâche que nous nous étions imposée ; notre but principal était de faire ressortir les différences essentielles organiques qui résultent de l'action de la chaleur sèche et de la chaleur humide ; nous avons aussi voulu signaler l'influence considérable que l'alimentation et les actes divers dépendant de la volonté de l'homme, ont sur la production des maladies de ces contrées, et nous avons essayé d'établir les règles, à l'aide desquelles il peut se guider au milieu de ces causes générales morbides, toujours menaçantes.

Lorsque toutes les précautions ont été impuissantes à prévenir ou à guérir sans retour immédiat les maladies, il ne reste plus à l'habitant de ces contrées malsaines, qu'une seule ressource, c'est de les fuir.

Au sujet de cette détermination extrême, il est bon de faire quelques remarques; nous avons signalé, de même que Lind et tous les auteurs, l'heureux voisinage, près des lieux les plus malsains, de localités très-salubres (page 29) où viennent se réfugier et y guérir les personnes éprouvées par le climat meurtrier des contrées marécageuses; mais cette circonstance favorable ne se rencontre que dans quelques régions privilégiées, et d'ailleurs les préceptes qui découlent de ses bons effets ne sont applicables qu'aux pays chauds et humides.

Or, l'expérience d'accord avec le raisonnement, démontre que l'on peut trouver dans la différence d'action sur l'organisme des pays humides et des pays secs, les moyens de corriger leurs mauvais effets, en faisant contribuer l'un à guérir les maladies de l'autre et réciproquement; exemples : les habitants de Mazatlan attaqués de dyssenteries, de diarrhées et de fièvres intermittentes rebelles, guérissent en peu de jours à Durango, ville située dans l'intérieur, au milieu des montagnes; à leur tour les habitants de Durango viennent sur la côte se délivrer des diarrhées et des dyssenteries qu'ils n'ont pu conjurer dans le lieu de leur résidence.

Les malades de San-Blas et de Tépic vont à Guadalajara et à Sayula retrouver leur santé perdue, et ceux de Sayula et de Guadalajara viennent à Tépic et à San-Blas pour se rétablir de leurs affections jusqu'alors incurables.

Les médecins de Mexico, Toluca, etc., envoient leurs malades en terre chaude et humide à Cuernavaca, à Jalapa, et à Vera-Cruz, et ceux de ces dernières localités voient à leur tour émigrer les leurs vers les terres élevées et sèches.

Ce que nous avons dit des modifications diverses de l'organisme dans ces contrées donne de ces faits l'interprétation la plus claire et la plus convaincante ; ils constituent donc une preuve nouvelle et décisive de l'antagonisme qui existe entre l'influence des pays humides et celle des pays secs, que nous nous sommes efforcés de démontrer.

On doit donc recourir d'abord à ces ressources

que présentent les différences d'action des climats chauds; une fois épuisées, la chance unique et dernière est de s'enfuir en toute hâte vers les régions tempérées.

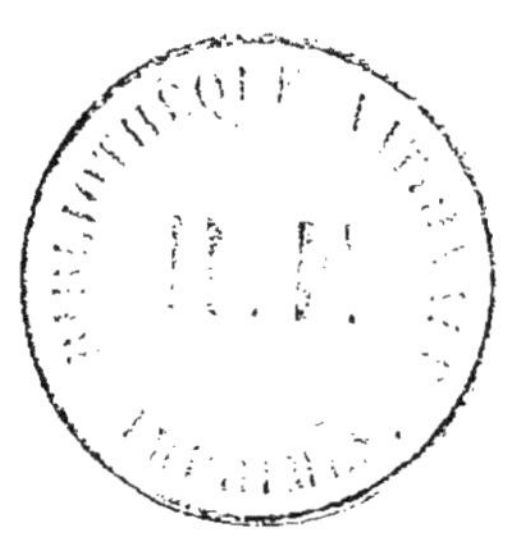

FIN.

TABLE DES MATIÈRES.

DEUXIÈME PARTIE.

TROISIÈME PARTIE.

QUATRIÈME PARTIE.

CINQUIÈME PARTIE.

FIN DE LA TABLE DES MATIÈRES.

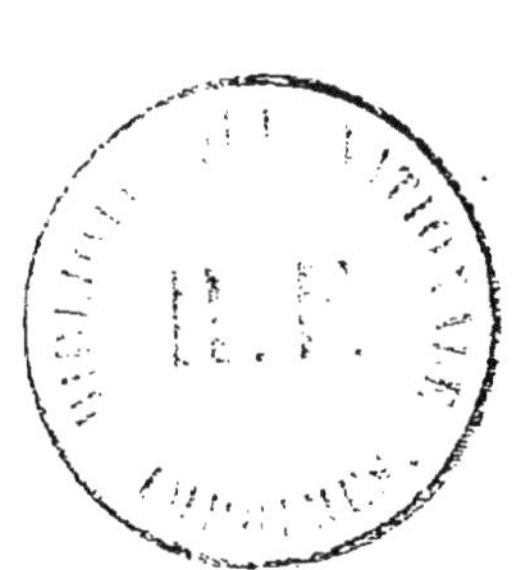

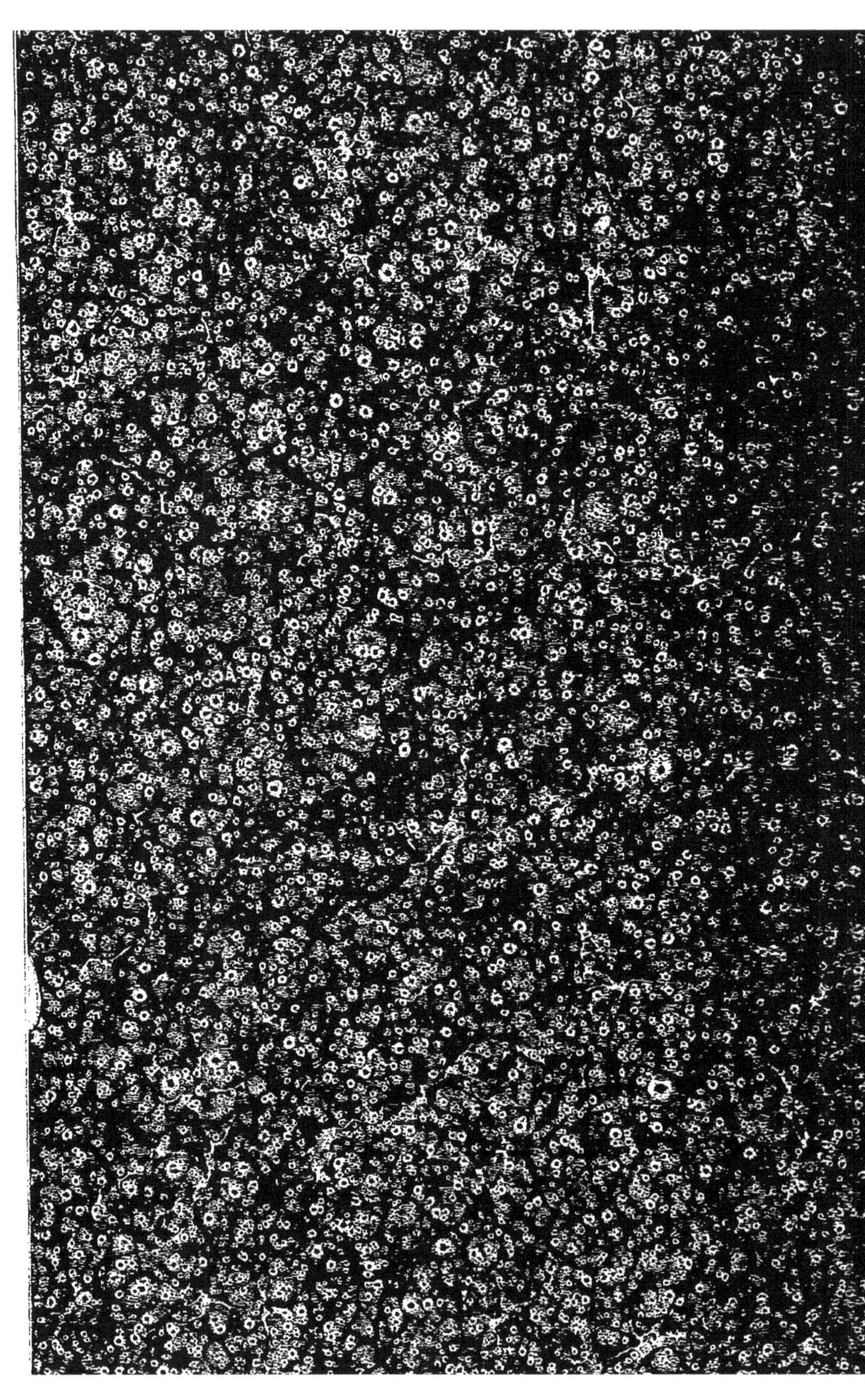

www.ingramcontent.com/pod-product-compliance
Ingram Content Group UK Ltd.
Pitfield, Milton Keynes, MK11 3LW, UK
UKHW020154250726
13967UKWH00003B/1061